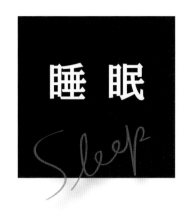

ハーバード大学医学大学院内科学 准教授
Steven W. Lockley

オックスフォード大学概日神経科学部門 教授
Russell G. Foster

訳

関西医療大学保健医療学部 教授
郭　哲次

ぱーそん書房

Sleep: A Very Short Introduction, First Edition by Steven W. Lockley and Russell G. Foster

© Steven W. Lockley and Russell G. Foster 2012

Sleep: A Very Short Introduction, First Edition was originally published in English in 2012. This translation is published by arrangement with Oxford University Press.

SWL──私の両親、Barbara と Chris に、
RGF──Elizabeth, Charlotte, William, Victoria に、
本書を捧げる

■目次

1・睡眠についての歴史的変遷 ——— 1

2・睡眠の発生と制御—基本構造 ——— 10
脳波 ——— 10
夢 ——— 14
睡眠・覚醒制御の2プロセスモデル ——— 16
両プロセスが引き起こす最悪の事態—夜更かしが過ぎると ——— 19
睡眠慣性—朝の目覚めの問題 ——— 19
昼食後に眠くなるが、床に就くと眠くないのはなぜか？ ——— 20
あなたはひばり型かふくろう型か？　朝型と夜型 ——— 21
光、概日リズム、メラトニン、睡眠と覚醒 ——— 23
　　光と睡眠…23　リズムとうつ…25　夜出現して朝に消える「ドラキュラ」ホルモン—メラトニンと睡眠…27
まったく睡眠をとらないとどうなるか？ ——— 29
寝不足になると？ ——— 30

3・眠る脳 ——— 33
視交叉上核と分子時計 ——— 33
ホメオスタシス性制御機構 ——— 37
睡眠と覚醒の脳領域と神経伝達物質 ——— 40
覚醒の神経伝達物質 ——— 40
NREMとREM睡眠の発生 ——— 42
NREM-REM睡眠フリップ・フロップ ——— 42
複数の睡眠遺伝子と複数の睡眠・覚醒パターン ——— 43

4・睡眠の意味 ——— 46
すべての動物が眠るのか？ ——— 46
哺乳類 ——— 47
鳥 ——— 48
爬虫類と両生類 ——— 49
魚 ——— 50
無脊椎動物 ——— 51
哺乳類全体の睡眠時間の相異 ——— 52
動物はなぜ眠るのか？ ——— 55
細胞修復—睡眠は、重要な細胞成分を修復する ——— 56
エネルギー維持—睡眠はエネルギー消費を減少させるように
　　進化してきた ——— 57

脳の能率向上—睡眠は学習と記憶の強化のために進化してきた——— 59
　　睡眠 vs 休息活動パターン——— 61

5 ▪ 睡眠の7幕 ——— 63
　　妊娠期間の睡眠——— 63
　　新生児の睡眠——— 65
　　子どもの睡眠——— 68
　　思春期と青年期の睡眠——— 71
　　中年期と更年期——— 73
　　老年期の睡眠——— 74
　　認知症——— 77

6 ▪ 睡眠が障害されるとき ——— 79
　　不眠症——— 80
　　睡眠関連呼吸障害——— 85
　　過眠の中枢神経系の原因——— 87
　　概日リズム睡眠障害——— 89
　　睡眠時随伴症——— 91
　　睡眠関連運動障害——— 95

7 ▪ 睡眠と健康 ——— 97
　　睡眠と安全——— 98
　　睡眠と心疾患——— 99
　　睡眠と代謝——— 101
　　睡眠と免疫機能——— 104
　　睡眠と悪性腫瘍——— 105
　　睡眠、メンタルヘルス、神経変性疾患——— 105

8 ▪ 睡眠と社会 ——— 112
　　睡眠と運転——— 112
　　睡眠とカフェイン——— 116
　　睡眠と学校——— 119
　　睡眠と仕事——— 121
　　睡眠と社会——— 124

9 ▪ 24時間社会 ——— 128
　　なぜシフトワークが問題か？——— 130
　　時差ぼけは本当か？——— 131
　　シフトワークと時差ぼけの対処——— 133
　　シフトワークは、健康にどんな影響があるか？——— 138
　　シフトワークと時差ぼけと悪性腫瘍——— 141
　　連続体としての睡眠と概日リズムの破綻——— 143

■ 謝　辞

　原稿について有益な助言を頂いた次の方々に、謝意を表します。Francesco Cappuccio, Emma Cussans, Lawrence Epstein, Erin Flynn-Evans, Patrick Fuller, Sanjeev Kothare, Leon Kreitzman, Andrew Philips, Kate Porcheret, Katharina Wulff. また、有益な資料を頂いた Jayne Butters と Peter Strasser に感謝致します。

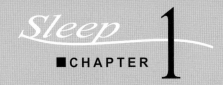

睡眠についての歴史的変遷

　何世紀にもわたり、われわれは睡眠を単なる活動停止状態や甘受すべき意識喪失状態と捉え、脈々と誤まった認識が受け継がれてきた。本来は積極的な意味をもつはずの睡眠特性に対するこの捉え方の失敗が、おそらく、現代人の不眠不休の 24/7 社会[注1]により、今日の睡眠に対する無関心を育むことになった理由の 1 つだろう。われわれの多くは、睡眠が必要だという事実を許容するならまだしも、所詮、治療すべき病気のカテゴリー程度に考えている。ビジネス、政治、産業に従事している人々、さらには保健衛生専門職までも、頑なに堅持しているこの態度は、賛成できないばかりではなく、もしかするととても危険なことだ。

　われわれは日常生活の中で、一夜の睡眠には、計り知れない恩恵があることを思い知らされる。こうした経験による主観的印象は、近年、多くの科学的エビデンスにより裏づけられており――そのうちいくつかは本書で紹介する。眠ると元気を取り戻す感覚以外に、睡眠は、日々の生活で生じる問題の独創的問題解決を探る脳機能の裏方を担っている。歴史上の科学者やアーティストは、長期にわたる挫折の挙句、眠りから覚めて目を見張る贈り物が手中にあることに気づく話には事欠かない。フリードリヒ・

注1）24/7 社会（24/7 society）
　　24/7 は「24hour/7days a week」の略語として用いられ、「常に」「休みなし」の意味。
　　24/7 restrant（24 時間営業のレストラン）などと使う。

ケクレ^{注2)}はベンゼンの環状の化学構造（蛇が尾を咬んでいる有名なイメージ）を発見した。オットー・レーヴィ^{注3)}は、化学的神経伝達原理を展開し、これにより、ノーベル賞を受賞した。ドミトリ・メンデレーフ^{注4)}は化学元素の周期表を開発した。芸術領域では、ロバート・ルイス・スティーブンソン^{注5)}は、眠りから目覚めて、ジキル博士とハイド氏の奇妙な物語（*The Strange Case of Dr Jekyell and Mr Hyde*）の着想が浮かんだ。サミュエル・テイラー・コールリッジ^{注6)}の詩クブラ・カーン（*Kubla Khan*）は（アヘンの

注2) フリードリヒ・ケクレ（Friedrich Kekulé, 1829-1896）
ドイツの有機化学者。ケクレ結合（亀の甲）で知られる。初めに、原子が互いに連なっていく夢を見て化学構造を思いついた（1854年）。さらに執筆中、暖炉のそばで居眠りをしているときに、再度、連なった原子が蛇のようにうねっていて、さらにその中の1匹の蛇が自分の尻尾を咬んで輪をなしている夢を見てベンゼン環を思いついた（1861年）とベンゼンの構造の発見を記念する祝賀会で述べた。

注3) オットー・レーヴィ（Otto Loewi, 1873-1961）
ドイツ出身の薬理学者。アセチルコリンの医学応用でノーベル生理学・医学賞を受賞。神経伝達が電気でなく、化学物質により行われることを証明する実験法を夢で思いつく。夜中に夢を見て、それを紙きれにメモし、朝それに何が書いてあるかを確かめたがわからなかった。翌日、同じ内容の夢を見て夜中に目覚め、その内容を思い出した。それは神経化学伝達説の実験計画法だった。

注4) ドミトリ・メンデレーフ（Dmitri Mendeleev, 1834-1907）
元素の周期律表を作成したロシアの化学者。1969年、メンデレーフは元素の原子量とその化学的特性を考えているときに、そのまま眠ってしまった。居眠りの最中に、元素が原子量の順番に並んでいる表の夢を見て、覚醒後それを紙に書きとめた。このことから、原子量順に元素を並べると、化学的特性が周期的に繰り返されるというアイデアを思いついたとされる。その他、メンデレーフにはウオッカの度数を定めたという伝説がある。彼は1893年から度量衡局長となり、ウオッカの製造技術の標準化を行った。そこで、ウオッカはエチルアルコール分子1に対して水分子2の割合で混合するのが最適と結論づけられ、1894年新法が制定され、約40％の体積比のアルコールを含むものと規定されたといわれている。

注5) ロバート・ルイス・スティーブンソン（Robert Louis Stevenson, 1850-1894）
英国の小説家、詩人、随筆家。エディンバラ大学卒業。「宝島」「ジキル博士とハイド氏」などの作品で有名。夢の中にブラウニーという妖精（スコットランド伝説）が現れて、小説のアイデアを創作するきっかけをつくってくれたという逸話がある。

注6) サミュエル・テイラー・コールリッジ（Samuel Taylor Coleridge, 1772-1834）
英国の詩人、批評家、哲学者。1897年の作品3大幻想詩の1つ"*Kubla Khan* クブラ・カーン"は、麻薬の吸引によって生じた陶酔状態の中で見た幻覚を目覚めたときに急いで文章にしたものだと原著のまえがきに記されている。

陶酔夢幻状態ではあるが)夢の中で浮かんだものと考えられた。ジュゼッペ・タルティーニ[注7]のバイオリン・ソナタ「悪魔のトリル」も同様である。サルバドール・ダリ[注8]は、睡眠の創造的潜在力に取りつかれていた。おそらく、リヒャルト・ワグナー[注9]は他のアーティストより、楽曲を呼び起こしオペラの主旋律を創るのに睡眠を利用した。

　今日、われわれは睡眠に対して、不当な扱いをしている。英国では、大人の睡眠時間は、現在平均、一晩に約7時間だ。5時間以下は5%で、9時間以上は6%だ(Groeger et al, 2004)[文献1]。日本人の平日睡眠時間は、NHKの国民生活時間調査では、1960年に8時間13分であったのに対し、2010年には7時間14分となっている。
　これとは反対に、これまでの報告では、昔はかなり長時間睡眠をとっていた。冬の夜長では、おそらく、睡眠中の中途覚醒により分離され、睡眠は不連続な2つ以上の固まりとなり、睡眠時間の延長が起こる。産業革命以前、季節によっては、1日に10時間以上睡眠をとっていたかも知れない。今日、実験的に検証されている見解は、冬時間(夜長く、昼短い)が続くと、

注7) ジュゼッペ・タルティーニ(Giuseppe Tartini, 1692-1770)
　　イタリアのバイオリニスト、作曲家。「自分のベッドの足元で悪魔がバイオリンを弾いている」という夢にインスピレーションを得て、このバイオリンソナタ "Devil's Trill 悪魔のトリル" を書いたといわれている。

注8) サルバドール・ダリ(Salvador Dali, 1904-1989)
　　スペインの画家、シュルレアリズムの代表。フロイトの夢判断に示唆を受け、夢などのシュールな世界を写実的に描写した。hypnagogia状態(半分眠っている状態、覚醒と睡眠の移行状態)になると、覚醒夢、幻覚、幽体離脱が体験されることがある。「サルバドール・ダリは、目覚めるとともに描き始めることで、怪しげな美しさを持つ夢の風景を絵にする、というテクニックを編み出した。ダリは椅子に座り、あごの下に手に持ったスプーンを置いて居眠りをする練習をしていたとも言われている。」

注9) リヒャルト・ワグナー(Richard Wagner, 1813-1883)
　　ドイツの作曲家。楽劇の創始者。ドイツ・ロマン派オペラの頂点を築く。1854年に、hypnagogia状態の中で、ライン川の底に横たわり作曲したラインの黄金 *Das Rheingold* のオープニングミュージックが浮かんできたとの逸話がある。

夏時間が続く場合より睡眠時間が長くなる。睡眠可能な時間を十分に長く与えられると、睡眠時間は普段とっている時間より長くなり、最終的には、若年成人では8.5時間、老年では7.5時間と、安定した睡眠時間となる。19世紀の電気光の導入、産業化による就業時間や社会スケジュールの再構築により、人類は、24時間の光と闇の自然周期から、徐々に、引き離されるようになってきた（第8、9章参照）。

　歴史上、近年のどの時代にもまして、現在は睡眠時間が短縮しているようだ。ここ50年間の先進工業国から収集されたデータでは、長い労働時間、シフトワークの増加、長い通勤・通学、複数の時間帯にまたがるグローバルなコミュニケーション、多くの経済的、社会的制約からの解放などと、睡眠時間の減少とが一致している。以上のような睡眠時間減少の要因と、万事につけ無休の24時間利用可能性が、共謀して、（これから議論するが）われわれの将来の健康と快適な暮らしに対し相当な犠牲を払って、最優先すべき睡眠を切り崩してきた。

　現代の睡眠科学について探求してゆく前に、われわれは、現在の考え方を、手短に歴史上の文脈に照らしてみなければならない。睡眠は、少なくとも2500年間にわたり研究されてきた。ギリシャの哲学者で医師のアルクマイオン[注10]、ヒポクラテス[注11]、アリストテレス[注12]はいずれも、睡眠の原因や機能についての理論を提唱してきた。紀元前350年に、アリストテ

注10）アルクマイオン（Alcmaeon, 紀元前6世紀頃に活躍）
　　　古代イタリアの医者、解剖学者、哲学者（ギリシャ人）。皮膚の血管から血液が身体内部へ移ることによって睡眠が引き起こされると唱えた。
注11）ヒポクラテス（Hippocrates, 紀元前460-370頃）
　　　古代ギリシャの医者。「医学の父」などとされている。
注12）アリストテレス（Aristotle, 紀元前384-322）
　　　古代ギリシャの哲学者。プラトンの弟子。知識体系は論理学、自然学、生物・動物学、形而上学、倫理学、政治学、詩学など広範囲にわたり、「万学の祖」と呼ばれる。

レスは「睡眠と覚醒について(On Sleep and Sleeplessness)」というタイトルの著書を著述し、緒言で次のように書いている。

> 睡眠と覚醒について、われわれは、これらが何故に存在するのか：それは心に、あるいは、身体に固有のものか、あるいは、その双方に共通に存在するものかをよく考えなければならない。そして、それが共通に存在するものである場合においても、どの心、および身体の部分に属するのか：さらに、睡眠は、動物の特質のどんな原因に帰属するのか、すべての動物に、睡眠と覚醒が、心身双方に備わっているのか、もしくは、あるものは、片方だけで、またあるものは、もう一方だけなのか、またあるものには、いずれも備わっていなくて、その両方が備わっているのか。

この疑問は、多分少し言い換えられて、その後 2000 年の間、睡眠についての多くの論争基盤を提供してきた。しかし、現代の睡眠科学の本格的な出現をわれわれは 20 世紀まで待たねばならない。アンリ・ピエロン[注13]はこの促進的な寄与を行い、1913 年に、彼は「睡眠の生理学的問題(Le Probleme Physiologique du Sommeil)」というタイトルの睡眠の生理学について考察した最初の教科書を初めて出版した。

睡眠に関する初期の見解では、食物の消化の過程で(内臓の)消化管から温かい蒸気が立ち上がることで、睡眠が開始し、食物の違いが睡眠に影響を与えるのだと考え、眠気の起源は内臓の胃袋の中にあると想像されてい

注13) アンリ・ピエロン(Henri Pieron, 1881-1964)
フランスの心理学者。意識を対象とする心理学に対して行動心理学を提唱した。睡眠、記憶、検査、感覚、知覚など研究領域は広範囲にわたり、本文中の著書以外に「記憶の進化」(1910)、「実験心理学」(1928)、「感覚」(1945)などさまざまな著書がある。

た。17世紀初期、ルネ・デカルト[注14]は、脳が、睡眠と覚醒のかなめで、これに付随して松果体(メラトニンを産生する場所、第2章参照)が、脳内の"動物の精神"の循環を制御しているのだと唱えた。睡眠の起源についての多くの理論が18〜19世紀に提唱され、"睡眠物質"や毒素が存在し、これが日中に産生され、夜になると消失する;血の巡りが眠気に作用する;神経細胞は夜間麻痺し応答しないなど諸説が出現し、現在もなお、この概念について探究されている。

　脳が睡眠の中枢であるという考えは、19世紀の初めに、ルイジ・ローランド[注15]とジーン・ピエール・フローレンス[注16]のトリの実験に端を発している。彼らは、片側大脳半球の切除により、永続的な眠気が生じることを示した。睡眠中枢の場所がヒトで確認されるには、1〜2世紀を要した。この研究の発展は(最初)主として、1918年のインフルエンザ大流行時、ルーマニアの精神医学者コンスタンチノ・フォン・エコノモ[注17]の観察によるものであった。彼はウイルス性脳炎の患者の中に不眠(睡眠の欠如)あるいは過眠(嗜眠性脳炎)の患者がいることを報告した。死亡した患者の脳を調べて認められた損傷に基づき、フォン・エコノモは、睡眠・覚醒を制御する

注14) ルネ・デカルト(René Descartes, 1596-1650)
　　フランスの哲学者、数学者。「方法序説(*Discours de la méthode*)」(1637)、「哲学原理(*Principia philosophiae*)」(1644)を刊行。
注15) ルイジ・ローランド(Luigi Rolando, 1773-1831)
　　イタリアの解剖学者、生理学者。脳機能の局在を予測。頭頂葉と前頭葉の境界の中心溝のローランド溝の名はルイジ・ローランドに因んでつけられた。1809年に、トリの大脳半球を切除、睡眠の状態が発生。これは他の研究によっても追試された。19世紀は、睡眠の原因について多くの研究者により研究が行われ、「睡眠理論の時代 age of sleep theory」といわれた。
注16) ジーン・ピエール・フローレンス(Jean Pierre Flourens, 1794-1867)
　　フランスの生理学者。実験脳科学の基礎を築いた、麻酔学のパイオニア。動物における切除実験で、精神は脳に存在し、心臓ではないことを証明した。
注17) コンスタンチノ・フォン・エコノモ(Constantin von Economo, 1876-1931)
　　オーストリアの神経科医、精神科医。1918年頃流行した嗜眠性脳炎(エコノモ脳炎)の発見者。

異なる箇所が、脳には存在することを提唱した。彼は、前部視床下部の損傷が不眠の遷延にかかわっているため、脳のこの場所は、正常な状態では睡眠維持に働いていると提唱した。反対に、彼は、外側後部脳下垂体が眠気の遷延の原因だということを発見し、この場所が覚醒には重要な箇所だと結論した。第3章で検討するが、100年も経たないうちに、彼の説が正しいことが証明された。

睡眠科学の主要な技術的発展には、睡眠中の脳活動を計測する技能が必要であった。最初、ヒトでの脳波記録は1928年にハンス・ベルガー[注18]により行われた。これは当時、電気生理学の進歩により、彼はヒトの頭皮上に電極を置いて脳の電気活動を記録し、睡眠と覚醒状態の相異（第2章参照）を客観的に明らかにすることができた。この方法は今日もなお、臨床的な睡眠評価の基盤となっている。この技術は、20世紀を通じて、睡眠研究の急速な発展を促進した。

注18) ハンス・ベルガー（Hans Berger, 1873-1941）
　　　ドイツの精神科医。イエナ大学を卒業し、後にイエナ大学精神科教授、同大学精神科診療所の所長（1919-1938）となった。脳電位を測定する器械を考案し、初めてヒトを被験者として脳波を記録し、Erectroencephalogramと名づけて発表（「ヒトの脳波について」1929）、Berger's waveとして知られるα波を発見し、脳波研究の先駆けとなった。彼の実験結果の重要性が日の目を見るようになったのは、エドガー・エイドリアンらによるとされている。ベルガーは、上記の最初の論文（1929）を皮切りに、同名の論文を14編発表（1929-1938）しているが、息子Klausの脳波記録を行い、開眼やさまざまな刺激によりα波が抑制されることを指摘し、自身を含め多くの人々の被験者を対象とした研究に関する一連の論文の中で、α波とβ波は別個のものであること述べ、また、麻酔、薬物の影響、脳の病理によって徐波化すること、さらに、てんかんや睡眠に関する脳波変化についても報告している。時を同じくして、この時期のドイツでは、1929年の世界大恐慌により著しい打撃を受け、以後ナチスが台頭し始め、1933年にはナチス政権が成立、1939年第二次世界大戦に突入していった。

1939年に、ロシア人の睡眠研究者のナサニエル・クレイトマン[注19]は「睡眠と覚醒(Sleep and Wakefulness)」を出版した。これは当時の知識を要約した睡眠医学の根幹をなす教科書で、1963年に改訂された。クレイトマンは1963年にシカゴ大学で睡眠専門の最初の研究室を創立し、睡眠や断眠について多くの側面から研究した。その中には、彼が学生のブルース・リチャードソンとともにケンタッキーの巨大な洞穴で1ヵ月間生活し、外界の影響が及ばない状態で、毎日の睡眠と体温のリズムを実証した有名な研究も含まれている。しかしながら、彼の最も有名な貢献は、彼の学生ユージン・アセリンスキー[注20]の観察によるREM睡眠の脳波上の形態描写であった。何世紀にもわたり、睡眠中の眼球運動は観察され、報告されていたが、アセリンスキーとクレイトマンは、異なる睡眠のサブタイプの形態的な特徴描写として、初めて眼球運動の有用性を記載した。

注19) ナサニエル・クレイトマン(Nathaniel Kleitman, 1895-1999)
　　　ロシア生まれ。米国の生理学者。近代睡眠研究の父として知られている。1912年にパレスチナに移住。17歳であったが、ここで、医学の道を志した。レバノンの現ベイルートアメリカ人大学で短期間勉強し、1915年、第一次世界大戦勃発時、アメリカに移住、ニューヨークに着いた20歳時は無一文であったが、1923年28歳時、私立カレッジで仕事の道を得て、シカゴ大学生理学部門からPhDの学位を授与された。そのときの学位論文は「睡眠生理学についての研究」であった。そこでさまざまな睡眠研究を行い、数え切れない睡眠研究への貢献を行った。「睡眠研究の父」といわれている。「Sleep and Wakefulness」(1939)を著した。
注20) ユージン・アセリンスキー(Eugene Aserinsky, 1921-1998)
　　　睡眠研究のパイオニア。1953年に、シカゴ大学大学院生であったアセリンスキーはクレイトマンのもとで、初めて急速眼球運動(rapid eye movements；REM)を伴う特殊な睡眠期(REM期)を発見し、クレイトマンと共著論文を発表した。

およそ同時期に――1940年代と1950年代――ジュゼッペ・モルッチ[注21]、ホーラス・マグーン[注22]、ミシェル・ジュヴェ[注23]らの研究者はフォン・エコノモの研究を深め、脳の別領域――脳幹――の刺激や損傷部位が睡眠に大きくかかわっていることを示した。さらに、その損傷部位からの記録は睡眠と覚醒中に著しく変化していた。この研究者らは彼らの研究結果を総括して、脳幹の複数の構造が覚醒維持や睡眠のNREM-REMサイクル（第2章参照）の発生に関与していることを結論づけた。

　初期の先駆的研究者は、重要な研究主題として睡眠という領域を確立し、新しい科学領域を創設した。今日、科学記事の電子データベース"PubMed"の検索は米国国立医学図書館により運営されていて、「Sleep」の検索をすると約11万件近い論文が呼び出され、日々増加している。小さな本の中に10万件以上の研究論文についてまとめることはやり甲斐のあることだが、この *Very Short Introduction* は、読者諸賢を睡眠の魅惑的な世界へと誘う道標となることを願いたい。

注21）ジュゼッペ・モルッチ（Giuseppe Moruzzi, 1910-1986）
　　　イタリアの神経生理学者。哺乳類の睡眠・覚醒サイクルの制御の研究に貢献した。
注22）ホーラス・マグーン（Horace Magoun, 1907-1991）
　　　米国の神経解剖学者。UCLAにおいてジュゼッペ・モルッチとともに睡眠に関する研究を行った。脳幹の電気刺激により、睡眠状態の責任部位の特定を行い、さらに、この部位の深部電気刺激により、この部位を脳幹網様体（reticular formation）と命名し、脳幹網様体学説を発表した。
注23）ミシェル・ジュヴェ（Michel Jouvet）
　　　フランスの神経生理学者。1959年、REM睡眠中の筋弛緩に関するネコの実験を行い、REM睡眠の発生は、損傷のない橋被蓋（pontine tegmentum）に由来し、REM睡眠時の筋弛緩は延髄（medulla oblongata）内の運動中枢の抑制によることを報告した。また橋背外側部の青斑核（locus coeruleus）を破壊したネコは、REM睡眠中に筋運動の抑制がみられず、しかも、REM睡眠ごとに常同的な行動パターン、攻撃、防御、探索とみられる夢幻様行動を示した。さらに、1961年、睡眠を2つの異なるカテゴリー［終脳睡眠（徐波睡眠）、菱脳睡眠（REM睡眠）］に分類した。

CHAPTER 2
睡眠の発生と制御 ── 基本構造

　われわれが、睡眠の機能(第4章)を正確に知らなくても、睡眠中に脳や身体に何が起きているのかについて多くのことが知られている。行動上の変化の基盤で睡眠を定義することが可能である一方、電気活動パターンを脳の各部位で計測することにより、ヒトや他の哺乳動物の睡眠を定義することができる。

脳波

　脳は10億の神経細胞の集合から成り立っており、これが電気的、化学的シグナル(神経伝達物質；neurotransmitter)により相互に情報伝達を行っている。こうした神経細胞の集合的相互作用は電圧変化を発生し、この変化を脳の表面から記録することができる。こうした記録は19世紀末にリチャード・カートン[注1]により動物で行われ、ヒトの記録はベルガーにより発展し、electroencephalogram すなわち脳波(EEG)が生まれた。2つ以上の電極を頭皮上に置くと、その電極間の電位が計測される(図1)。被験者が覚醒しているとき脳波は速く(高周波数)、小振幅パターンの活動を

注1)　リチャード・カートン(Richard Canton, 1842-1926)
　　　ガルバノメーター(検流計)を用いて動物の脳表面から電気的インパルスを観察し、脳の電気的性質の発見に重要な礎を築き、ベルガーのヒトの α 波発見のもととなった英国の科学者。

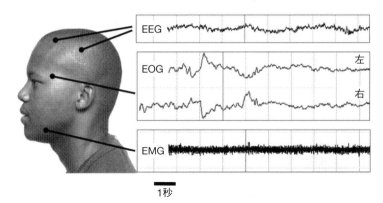

図1. 脳波、眼電図、筋電図の記録
脳波(EEG)、眼電図(EOG)、筋電図(EMG)は、図示した部位に電極を装着することにより被験者から同時記録することができる。脳波は複数電極が通常使用され、電極数は、分析用途により8電極から数百電極に及ぶ。

示し、睡眠に傾くと遅くなり(低周波数)、高振幅の波になるという脳波変化をベルガーが明らかにした(**図2**)。1930年代にベルガーの所見を基礎に、識別可能な脳波の睡眠「段階」を複数の研究者らが描出し、1953年にクレイトマンとアセリンスキーは、今日急速眼球運動(REM)として知られているものを記述した。1960年末までには、アラン・レヒトシャッフェン[注2]とアンソニー・カレスは睡眠段階の特徴を定式化した。

睡眠には異なる2つのタイプ —— 急速眼球運動(REM)と非急速眼球運動(NREM)睡眠 —— があり、両者は、約90〜100分ごとに、交替する

注2) アラン・レヒトシャッフェン(Allan Rechtschaffen)
睡眠脳波研究では先駆的存在。初期の研究では不眠やナルコレプシー、睡眠時無呼吸などの研究を行っている。アンソニー・カレス(Anthony Kales)とともに、睡眠深度の睡眠脳波判定基準を開発した。RechtschaffenとKalesに因んで、R&K(1968)と呼ばれており(睡眠脳波の判定基準を6段階 Stage W、Stage 1、Stage 2、Stage 3、Stage 4、Stage REMに分類した)、これは国際分類として利用されている。

(a)

睡眠段階分類（旧）	睡眠段階分類（新）	全睡眠期間の%	周波数 Hz (c/sec)	振幅 μV(マイクロボルト)	脳波
覚醒		—	>12	<30	β
安静		—	8〜12	<50	α
Non-REM Stage 1	N1	5%	4〜8	50〜100	θ
Non-REM Stage 2	N2	45%	4〜8	50〜150	θ spindles, K-complexes
Non-REM Stage 3	N3 徐波睡眠 (SWS)	12%	2〜4	100〜150	δとθ
Non-REM Stage 4		13%	0.5〜2	100〜200	δとθ
REM	REM	25%	>12	<30	β

(b)

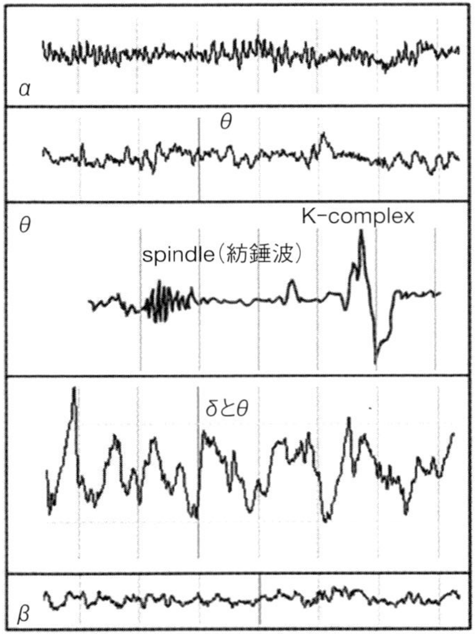

α
θ
spindle (紡錘波)   K-complex
δとθ
β

図2. 異なる覚醒・睡眠段階と成人脳波パターン

(a) この表の最初の縦の列は、NREMとREM睡眠ステージの分類を表しており、2番目の縦の列は、最近導入された睡眠分類で、覚醒、N1、N2、N3、とREMよりおおまかな分類を示している。(a)のその他の縦の列は、異なる睡眠ステージごとの脳波の特徴と持続時間を示している。
(b) 脳波記録波形を図示しているが、これは異なる睡眠状態を明確に定義するために使用される。

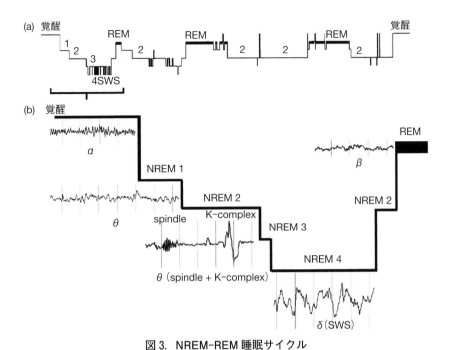

図3．NREM-REM 睡眠サイクル
(a) 7 時間以上の全睡眠エピソード（睡眠経過図）の NREM-REM サイクルを図示している。異なる脳波が出現する時間が、一晩でさまざまに変化している。徐波睡眠（SWS）エピソードは夜間の前半に生じる傾向があり、一方 REM 睡眠は夜の後半に出現する傾向がある。自然覚醒は REM 睡眠の後に起こるが、必発ではない。(b)（約 70 分）の (a) の一部を拡大した脳波プロフィール。ヒトの脳波は、覚醒から睡眠を通じて、覚醒時の低振幅・高周波数パターンから、徐波睡眠（SWS）：NREM 段階 3、4 の間、高振幅・低周波数同期 oscillation へ段階的に変化する。SWS から、REM 睡眠期前に NREM 段階 2 と 1 に急速前進する。それから、サイクルはおよそ 90 分ごとに繰り返す。

NREM-REM 睡眠サイクルを繰り返している（**図3**）。睡眠持続時間により、一晩に、平均で 4～5 回の睡眠サイクルがみられ、全睡眠エピソードを可視化したものを"睡眠経過図（hypnogram）"と呼んでいる。**図2**に示すように、NREM 段階 1 は、（低振幅の）シータ（θ）波が中心であり、この状態は傾眠（somnolence）あるいはまどろみ睡眠（drowsy sleep）ともいわれる。この段階では、突然の四肢のピクツキや痙攣が起こる場合がある。NREM 段階 2 では、「睡眠紡錘波（spindle）」と呼ばれる短い電気活動の群

発と高振幅で低周波数の波［瘤波（hump）］が出現し、この 2 つを合わせて K-複合（K-complex）といわれている。筋電図（EMG）では、筋活動は減少し、外界に対する意識はなくなる。NREM 段階 3 と 4 は、しばしば深睡眠または徐波睡眠（SWS）と呼ばれており、（高振幅の）デルタ（δ）波の出現が特徴的である。この段階では、夜驚症、夜尿症、睡眠時遊行症、寝言などの睡眠時随伴症（parasomnia）が出現する。徐波睡眠（SWS）の持続時間は、先立つ断眠の総量（時間）に依存する（第 4 章）。REM 睡眠の間、十分に覚醒している人で測定されるものとまったく同一のベータ（β）波の脳波パターンがみられ、これは、REM 睡眠がしばしば、「逆説睡眠（paradoxical sleep）」と呼ばれている理由である。

　それぞれの周期における NREM と REM 睡眠の割合は、一晩を通して変化してゆき、初めの周期では、NREM 段階 3、4（徐波睡眠；SWS）が高率に出現し、周期の後の方では、REM 睡眠の量が増加する（第 4 章）。NREM 睡眠は、より安定した生理機能状態にあり —— 規則正しい呼吸パターンと遅い心拍数 ——、一方、REM 睡眠は、より不安定であるが、一般に呼吸と心拍数が激しくなり、より活動的な過程となる。平均的には、ヒトの睡眠エピソードの約 25％が REM 睡眠からなっている（図 2-a）。当然、REM 睡眠は、急速眼球運動に通常関連しており、眼電図（EOG）を用いて、眼球を動かす筋肉から生じる電気活動を計測することで検出される。REM 睡眠は、また、骨格筋活動の抑制を伴い「筋弛緩（atonia）」と呼ばれ、顎の付近に置いた電極から測定される。これは、筋電図（EMG）である（図 1）。

夢

　夢は、NREM と REM 睡眠の両方でみられるが、REM 睡眠の夢がより長くて、より鮮明かつ複雑で、奇妙だ。夢は REM エピソードの大部分と

NREM エピソードのおそらく 40%にわたっており、リアルタイムに夢が発生する —— 眠りから覚めたときに夢が瞬時に発生するという昔からの考え方は、今では一般に支持されていない。夢や夢を見ることに関する詳細な議論は、アラン・ホブソン[注3]が夢(*Dreaming : A Very Short Introduction*)の中に載せている。手短にいうと、夢の内容はとてもさまざまであるが、夢を見る本人と本人がよく知っている人がほとんど常に含まれている。夢はほとんど常に、視覚的な体験であり、稀には味やにおいも含まれる。もしも生まれつき目が見えない場合、夢は、音や触覚や情緒的な感覚が優勢である。しかし子どもの頃(7〜8歳頃)に視力を失うと、視覚的体

---

1 REM 睡眠の奇妙な特徴

REM 睡眠の間、男性は夜間の勃起と、女性では陰核の充血がある。これらの現象について男性で非常に多くの研究が行われており、夜間でも日中でも睡眠中の REM エピソードでこの現象が持続的に起こるようである。これは赤ん坊や生命維持装置が付いている人においてさえも、REM 睡眠中に記録されている。南フランスのラスコーの洞穴絵画に、睡眠中の男性が明らかな勃起をしている姿が描写されているともいわれている。睡眠前の性交は、その後の睡眠エピソードでの陰茎の勃起レベルを変化させないし、覚醒時には陰茎勃起を抑制する過度のアルコール摂取も、REM 期の勃起にほとんど影響しない。REM 期の陰茎勃起の報告はラットやイヌのような他の哺乳動物においてもみられる。REM 睡眠は鮮明な夢に関連しているが、複数の実験研究において性的内容の夢と陰茎勃起とは関連がないことが示唆されている。

注3) J. アラン・ホブソン(J. Allan Hobson)
ハーバード大学医学部教授、アメリカの精神科医、夢の研究者。REM 睡眠の研究で有名。著書に「眠りと夢(*Sleep and Dreams*)」「夢みる脳(*Dreaming Brain*)」、共に邦訳あり。「夢(*Dreaming : A Very Short Introduction*)」などがある。

験優位の夢を見る。夢はしばしばひどく奇妙だが、通常は、多少、非常に基本的なレベルで個人の体験に基づいている。現在の仮説では、夢は情報処理や記憶の整理の副産物だとされている。

睡眠・覚醒制御の2プロセスモデル

　睡眠調節の2プロセスモデルは、1982年に、初めてアレキサンダー・ボルベイ[注4]によって、睡眠・覚醒のタイミングについて考えるうえで有用な方法が提案された。このモデルでは、砂時計様の睡眠・覚醒「カウンター」と睡眠と覚醒の体内24時間概日リズムの2つのオシレーターが睡眠に寄与している。睡眠のタイミング、持続時間、機構を決定するために、この2プロセスが互いに影響し合っている（図4）。砂時計カウンターは、直感的な睡眠のパターンを描出する──眠りに落ちるタイミングはその前にどれだけ起きていたかに依存し；しかも、目覚める見込みはそれまで眠っていた長さに依存して増加する。この表面上単純な概念は、2プロセスモデルのホメオスタシスの部分で、「プロセスS（process S）」と呼ばれ、どれだけ眠っていたか、どれだけ起きていたかということを「カウント」し、「睡眠圧」の予報役である；起きている時間が長いほど、「睡眠圧」が増強する（図5）。われわれは睡眠が深くなるにつれて、睡眠圧は減少していき、覚醒を促すことになる。例えば断眠に対する反応と同様に、睡眠圧（プロセスS）が増加するにつれて、睡眠エピソードにおける徐波睡眠量は増加する。

　われわれは、直感的に正午の12時より深夜の12時の方が、通常は入眠が簡単であることを知っている。睡眠の24時間リズムは、脳内の24時間

注4）アレキサンダー・ボルベイ（Alexander Borbély）
　　ブダペスト生まれ。チューリッヒ大学薬理学部門教授、2000年より同大学副学長。睡眠制御に関するさまざまな角度からの研究を行っており、2プロセスモデルを提唱した。

2 睡眠の発生と制御 —— 基本構造

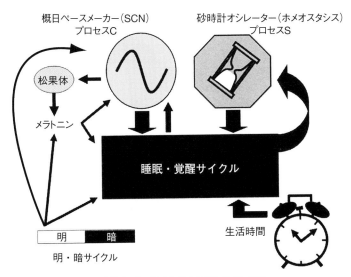

図4. 2プロセスモデルの模式図
睡眠・覚醒周期の発生と維持における基本的な成分とその相互作用を図示している。睡眠は、24時間体内時計(概日システム:プロセスCといわれている)と覚醒依存性のホメオスタシス性増強の睡眠圧(プロセスSと呼ばれる)の両方を含む2つの総和としてのメカニズムによって制御されている。睡眠そのものはプロセスCとプロセスSの両者を制御するためにフィードバックを行っている。光は、睡眠・覚醒周期によってゲートされている概日ペースメーカーを同調するのに重要な役割があり、急性には松果体のメラトニン産生を抑え、覚醒水準を制御する。食事時間や目覚まし時計により強制的に覚醒することなどの社会活動もまた、睡眠・覚醒活動に強く影響する。

の体内時計によって決定されており、この時計は視床下部の視交叉上核(SCN)に存在する。環境的信号に依存せず、概日ペースメーカー(概日は約1日のこと)は自動的に、およそ24時間リズムを発生し、これは、その代わりに多くのリズムを有する行動学的、生理学的、代謝学的機能のタイミングのコントロールを行い、眠くなることや、睡眠機構や体温調節、メラトニンやコーチゾールなどのホルモンの産生、心臓や肺の機能、グルコースやインスリンのレベルや、そのほか多くの機能を制御している。こうした内因性の約24時間のリズムは、1日ごとの環境的時間、手がかりの24時間に同期していて、中でも最も重要なのは、24時間の光と闇のサイクル

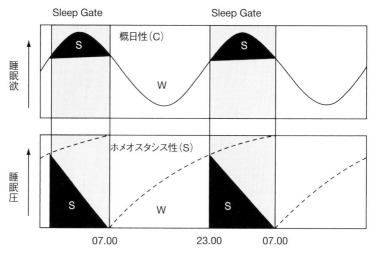

図 5. 睡眠調節の 2 プロセスモデル
24 時間概日タイマーとホメオスタシス機構(点線)は睡眠のタイミング、長さ、構造を決定するために互いに影響を及ぼし合っている。夜間の睡眠促進に関する概日性に駆動されたリズムと、日中の覚醒させること/覚醒することは、日中に眠気をだんだんと促進するホメオスタシス機構を介して、拮抗している。睡眠中(黒い部分)、ホメオスタシス性の睡眠は、放散消失する。「睡眠の扉 sleep gate」(灰色の部分)は概日とホメオスタシス性の複合した効果の結果として生じる。覚醒中(W)、睡眠圧は増加するが、睡眠が開始するまで、これに、プロセス C が拮抗する。

である。2 プロセスモデルで、概日ペースメーカーは睡眠の 24 時間リズムと「プロセス C」という覚醒を決定する(**図 5**)。概日時計と光によるその制御は第 3 章で詳しく述べる。

　一般の正規の環境では、日中の覚醒と、夜間の長い強固な眠りを維持するために、プロセス S と C のサイクルは、対立的に、周期を形成する。日中を通じて、概日の覚醒シグナルは、覚醒時間が進むにつれて、睡眠に向かうホメオスタシスの圧力の増加により妨害される。反対に、夜間を通して睡眠に向かう概日ドライブの増加は、睡眠中に生じるホメオスタシスのドライブの減少により妨害される。睡眠に向かう概日ドライブがないと、

睡眠圧が、睡眠の前半に急速に消失するために、夜間の睡眠エピソードはずいぶん短くなる。生まれつき、長眠者や短眠者がいる根本原理は、十分にわかっていないが、脳が睡眠圧の強化にいかに応答しているかということに関係しているようである。

両プロセスが引き起こす最悪の事態 —— 夜更かしが過ぎると

　ある一定の環境の下では、プロセスSとプロセスCは相互に働き合って、眠気の急激な増加を引き起こし、生命の安全に想定外の影響を及ぼす可能性がある(第8、9章参照)。長時間起きていて(高度の睡眠圧力)、おまけにその夜も夜通し起きていたとすると、概日システムが強度に睡眠を駆り立て、眠気の"嵐のような急性発作"が起きる。こうした状態では、2つの過程は、ある意味で相互作用をしていて、単に両者の効果を加算したものと想定されるが、はるかにこれ以上に眠気がひどくなる。この非線形の相互作用のため、覚醒時間の延長により睡眠圧が増強し、眠気の概日周期が頂点にある午前3～6時の間に覚醒していることは特に危険だ(**図5**)。通常は寝ている時間に覚醒していなければならないシフト労働者や、医師、消防士などの専門職では、こういう状況は、通常にみられることであり、特に眠気に関連した事故やけがが起こりやすい時間帯である。

睡眠慣性 —— 朝の目覚めの問題

　睡眠のタイミングや睡眠機構に加え、2プロセスモデルでも、日中の眠気やパフォーマンスの説明も可能だ。長く起きているほど、眠気は通常増加するが、これは強い概日リズムにより調整されていて、この概日リズムは全般的な気分や集中力、記憶力、反応性にも影響している。正常の睡眠・覚醒状態では、日中のパフォーマンスは比較的安定しているが、長時間起

きていることが想定される場合、1日の終わりに向かってパフォーマンスが低下してゆく。しかし、2プロセスモデルでは、睡眠圧が最小限になっている睡眠の終わりに、最も覚醒レベルが高くなることが想定される。しかし、個人的な経験によると、必ずしも実情はそうではないことがわかる。しかも、初めに目覚めるとき、足元のふらつきを説明する第3番目のプロセス(睡眠慣性または"プロセスW")がある。事実、覚醒直後の数分は最も問題だとしても、十分な覚醒に至るには数時間かかる可能性がある。睡眠慣性は、プロセスCとプロセスSとの両方とも相互作用があり、深夜の時間帯の誤った概日時間や、深い睡眠から目覚めるとき、悪化したり、遷延したりする。

昼食後に眠くなるが、床に就くと眠くないのはなぜか？

一般に、日中、覚醒度がどんどん低下してゆくが、普段の眠りにつく直前にある時間帯があって、この時間帯は眠りにつくことが困難で、覚醒度が相対的に高い。その日の終わりに向かってまだ比較的高い覚醒の概日リズムが、日中、睡眠準備のためのホメオスタシスの増加がまだ十分に拮抗できていないためにこの「覚醒維持の時間帯域」が生じる。「覚醒維持の時間帯域」の終わりは、松果体ホルモンのメラトニンの産生の開始と同時であり、「睡眠の扉(sleep gate)」の開門と呼ばれている。この時に、眠気と入眠ポテンシャルが急速に増加する(図5)。メラトニン産生の開始が、この眠気の原因で、同時に起こっているものなのかどうか、この章でこれから述べてゆく。

「昼食後の眠気」[注5]も、プロセスSとプロセスCのタイミングのわずか

注5) 昼食後の眠気(post-lunch dip)
午後1時から3時までの、眠気が強くなる時間帯。注意力が低下しミスや事故が起こりやすい時間帯。

なずれに原因があり、食事摂取の有無にかかわらず起こってくる。この「眠気(dip)」と覚醒は、プロセスSによる眠気の増加と、プロセスCによる眠気の減少の通常の交叉に一致する。もしもこの2つの段階が少しでもずれると、プロセスSは、プロセスCがSに拮抗する前に眠気を促進し、昼下がりのまどろみをもたらす。この眠気(dip)を必ずしも誰もが経験するわけではなく、2つのプロセスの相互のタイミングの個人の小さな相異によるものであるようだ。しかし、ある地域社会におけるシエスタ[注6]を取る習慣は、このプロセスの大きなずれとして説明できる；夜間の短くて、遅い睡眠は日中により大きな睡眠圧力をもたらし、これは概日リズムによって眠気を妨害することができない。概日リズム自体は夜間の人工の光を曝露することで後方にずれが生じ、午後の長い昼寝を促進する。付け加えると、昼食をしっかり食べ過ぎて、少量の水分で済ますと、起きていられなくなる。

あなたはひばり型かふくろう型か？　朝型と夜型

　朝、頭が冴えていて、早く寝る人は「ひばり型」だが、朝が苦手で、夜通し起きていたい人は「ふくろう型」だ。この言葉は、昼夜(日周)の得手・不得手の現象の表現として呼びならわされてきた —— あなたは朝型なのか夜型なのか —— これは得意な睡眠時間帯、得意な仕事の時間帯がいつかが本来の意味だ。あなたは、これは個人の自由意思による選択だと考えているかも知れないが、昼夜の好みは2プロセスモデルによって決定されていて、ある程度、遺伝子に組み込まれている。

注6) シエスタ(Siesta)
　　本来スペイン語で昼あるいは昼休憩(午後1～4時頃)を指す。スペイン、アルゼンチン、メキシコなどでは、日本の昼食時間よりも遅い時間帯に食事を十分に摂った後、午後3時頃から商店や企業、官公庁は休業時間となり、シエスタの後は仕事に戻る。夕食も遅く、就床時刻も遅い。スペインでは、近年シエスタ制度が廃止となる傾向がみられる。

数週間(16時間光の中で、8時間暗闇で過ごす)同じ明・暗スケジュールで生活を続ける実験を想像してみなさい：ある人たちは、早く床に就き、早く起きる：ある人たちは遅く床に就く：ある人たちは7時間だけ眠って、ある人たちは9時間眠る。人はそれぞれ、1日のうちでその人に固有の自然のタイミングを見い出す――これはその人に固有の昼夜の得手の相異であり、本来の睡眠のタイミングと睡眠持続時間だ。実験の母集団において、昼夜の好みの範囲と睡眠持続時間の範囲は、概日リズムとホメオスタシスの過程がいかに相互作用を及ぼし合うかによって決まる。例えば、朝型は、早寝、早起きだが、ⅰ）短期間概日時計(ちょうど24時間か24時間以下)：夜型より早い周期をもつ、ⅱ）ホメオスタシスの睡眠圧が早く増強し、これに感受性が高いために早期に睡眠に入る傾向が大きい、ⅲ）ホメオスタシスの睡眠圧の早期の消失のため早く覚醒する傾向が大きい、または、これらの要因の組み合わせだ。

　朝型と夜型はまた、日中の眠気や睡眠・覚醒パフォーマンスの時間推移が異なっており、これも、プロセスCとプロセスBの相互作用や、睡眠開始時と、概日リズムの「1日(日中)」の開始時との間の相対的な日周期の「位相角の同調」(タイミング)により決定される。朝型は、早く作動する目覚まし時計の時間に目覚め――朝型の睡眠は、夜型より、前進している。しかし、朝型の睡眠リズムは早くなっているのだが、体内の概日システムにピタリと一致して変位しているわけではなく、これは、朝型は、夜型よりも、比較的遅い概日位相に、眠り、目覚めているということを意味している。したがって、朝型は、いわば、彼らの「1日(日中)」の遅い時間帯に目覚めることになるため、結果的に朝に高い覚醒状態となり、パフォーマンスが上がり、日中これは急速に低下してくる。一方、夜型は、彼らの概日リズムの早くに目覚めることになる。このため、より眠たくて、朝パフォーマンスが低下するが、1日の終わりには、朝型よりパフォーマンスが落ちな

2 睡眠の発生と制御 —— 基本構造

い。——朝型は朝にきびきび行動できると感じており、好んでこの時間帯に大事な仕事を行い、一方、夜型は、1日の遅い時間帯に、気持ちがよくなり、より仕事がはかどる。したがって、彼らがどの概日位相で覚醒しているかで、朝型と夜型の行動上の相異が報告されている。カフェイン含有の飲料、仕事、ストレスなど、実生活では、日中の覚醒パターンに影響する要因が多々存在するにもかかわらず、二者の相異は、驚くほど首尾一貫している。これは日中の覚醒、気分、パフォーマンスパターンを決定するうえで、プロセスCとプロセスSの間の役割とその関係性が極めて重要だということを示している。

光、概日リズム、メラトニン、睡眠と覚醒

睡眠・覚醒制御で、重要で考慮すべき事柄は光の働きである。これに対する曝露は、概日タイミング(プロセスC)と、眠気とパフォーマンス(プロセスS)の両方に直接影響する。視覚とは分離した別個のヒトの生理機能に、光は、多くの非視覚的影響を及ぼしていて、概日ペースメーカーのタイミングのリセットや、覚醒の主観的、客観的計測を鋭敏に行い、夜間の心拍数や中心体温の増加や、松果体のメラトニン生成の抑制など、いくつかのホルモンに対する作用をも司っている。

光と睡眠

脳内の視交叉上核(SCN)にある概日時計は、厳密にではないが、およそ24時間のリズムを発生させ、そして、概日リズムが現実世界に適正に時間を合わせることを確保するために、環境の同調因子(time cue)がこの体内時計を毎日リセットしなければならない。正常な環境下で、明・暗の24時間パターンへの曝露により、生物学的リズムが環境リズムに同調する(synchronize, entrain)(図4)。24時間の明・暗サイクルは最も重要なシ

グナルである。

　しかも、この光の情報はもっぱら哺乳類の眼から取り入れられ——失明すると光の同調化が失われる。SCNは、網膜視床下部神経路(網膜から視床下部への毛神経経路)を経由して、眼から直接の投射を受けている。したがって、網膜を通して検出された光が、第一の「同調因子(*Zeitgeber*)」であり、これは、睡眠とその他の概日リズムのタイミングを同調する。同調された状態では、最適な機能をもたらすために、適切に複数の生理学的、行動学的リズムの位相ロックとタイムロックがかけられる。この明・暗の情報の授受の機能不全は、多くの全盲の人で経験されるが、概日ペースメーカーが、自然の非24時間周期に逆戻りし、1日24時間から脱同期されることになる。その結果、全盲の人の大多数は、彼らの睡眠・覚醒周期、覚醒、パフォーマンスパターンや、その他のリズムが、日常生活の24時間社会の1日から脱同期するため、「非24時間睡眠・覚醒障害」と呼ばれる睡眠障害になる(第6章参照)。概日リズムのずれは、一定の24時間の明・暗のサイクルに曝露されない眼の見える人においても起こる。例えば、夜間のシフト労働者や、子午線を越えての旅行(ジェットラグ；jetlag)後の明・暗環境の急速な変化の後に、睡眠や健康への重大な影響を引き起こす(第9章)。毎日、安定した24時間の明・暗のサイクルに曝露されることは、正常な概日リズムの同調と睡眠のタイミングを維持することになる。

　光もまた、プロセスSに直接的な影響があり、このプロセスでは、光の曝露は、昼と夜の両方の覚醒とパフォーマンスを著しく高め、その後の夜間の睡眠の深度に悪影響を及ぼす。光の曝露後の脳画像では、覚醒、認知、記憶(視床、海馬、脳幹)と気分(扁桃体)に関係する多くの領域での活動性が上がっている。したがって、不適当な時期の光曝露は、睡眠や概日タイミングだけでなく覚醒やパフォーマンスや気分のレベルを破綻させることになる。

リズムとうつ

　人間を含む哺乳動物の目に存在するまったく新しい光受容体システムの発見により、光がいかに睡眠と概日リズムを調整しているかに関するわれわれの知識については、過去2～3年の間に、革命的な進歩があった。この光受容体は、外界のイメージを生み出している眼の桿体（夜間の視覚）と錐体（日中の視覚）が存在する部分にはなく、視神経の構成要素である神経節細胞にある。網膜の神経節細胞は眼と脳をつなぐ機能をもっているが、数少ない特殊化した神経節細胞（1～3%）は、直接の光感受性をもち、睡眠や概日リズムの制御をしている脳部位に投射しており、これには、視交叉上核（SCN）と、もう1つ背外側視覚前野（ventrolateral preoptic area；VLPO）（第3章参照）と呼ばれる視床下部領域が含まれる[注7]。

　光感受性をもつ網膜神経節細胞（pRGCs）は、Opn4とも呼ばれるメラノプシン（melanopsin）という光感受性色素をもっている。メラノプシンは松果体ホルモンのメラトニンまたは皮膚色素のメラトニンと混同しないように銘記すべきで、すべてまったく異なるものだ！　メラノプシンは可視の短波長の「青色光（blue light）」に最も感受性が高く、約480 nmの波長の光に対して最大の感受性がある。このシステムは概日時計を調整する働きがあり、視覚で働く錐体や桿体が完全に機能を失っている場合や全盲の動物やヒトでも睡眠を制御している。眼の神経節細胞層が損なわれていなければ、今までどおり同調がみられる。この事実は、この新しい光受容体システムとヒトの生理機能に対するこのシステムの効果を十分に知らなかった眼科医に対し重要な示唆を与えた。（可能なら）例えば、網膜神経節細胞（pRGC）システムがなお損なわれていない場合、その人に、正常な概日同

注7）神経節細胞は本来直接の光感受性をもたない。

調と睡眠・覚醒のタイミングを維持するために、十分日光に眼を曝露することを推奨すべきである。眼球摘出予定の盲目患者は、摘出の緊急かつ不可欠な理由がない限り、彼らの眼が光を検出し、概日システムを同調する機能が残っているかどうかを確かめるための評価をする必要がある。これは両眼球の喪失は非24時間睡眠・覚醒障害の発生につながるからである。さらに、緑内障のように、網膜内部の病気をもつ患者は、網膜神経節細胞の壊死をきたし、概日リズムや睡眠における著しい破綻の恐れがある。これに該当する患者は睡眠障害の問題に関するカウンセリングを受ける必要があり、適切な時間ごとのメラトニン治療の対象となる。この治療では、全盲患者における睡眠タイミングの強化が証明されてきている(第6章参照)。

　青色光の検出機能をもつ網膜神経節細胞(pRGCs)は概日時計のタイミングを調整するだけではなく、メラトニン産生を抑制し、眠気を減らし、反応時間を改善し、覚醒と睡眠に影響を及ぼす脳の領域を活性化する役割もある。この光の効果は、臨床医学や職業上の応用に広く行き渡っており、睡眠障害の治療や概日リズム障害に関連した疲労、うつ病、認知症、癌、または、眠気の対応策が必要なところはどこでも、例えば、学校、大学、会社　看護師や警官や消防士のように24/7体制の職業、パイロットや軍隊や交通管制センター、発電所などの、「安全第一」の職業がある(第9章参照)。朝の青色光治療も、明・暗曝露の季節変化で誘発される季節性感情障害[注8]（「冬季うつ病」）の治療に効果的であることが確かめられている。

注8）季節性感情障害(seasonal affective disorder：SAD)
　　　日照時間の短くなる秋または冬に気分の落ち込みが始まる。症状は、定型的なうつ病では食欲減退、早朝覚醒などの不眠や体重減少がみられるのに対し、SADの場合、睡眠時間が長くなり食欲が増え、体重増加がみられることが少なくない。一般的なうつ病と同様に抗うつ薬による薬物治療を行うが、ライトボックスによる光療法が有効だとされる。

光の曝露のタイミングもまた、特に重要である。光は時計を段階的に進め、行動や代謝を早い時間帯にシフトさせ、または、曝露のタイミングにより、概日リズム位相を段階的に遅延させることができる。正常の状態では、夕暮れ時から夜の初期部分の光曝露は、時計の位相遅延をもたらし、一方、夜更けから夜明けに光の曝露を行うと時計の位相を段階的に前進させる。刺激のタイミングと、結果として生じる位相のずれの間の関係は、位相反応曲線に描出される。この曲線は、ジェットラグやシフトワーク中に経験する明・暗の曝露変化の影響を考えるときに重要である(第9章)。曝露が数時間を超えると、視覚システムのように鋭敏ではないが、概日リズムと覚醒は比較的暗い光のレベルによっても影響を受ける。その環境では、ベッドサイドランプやコンピュータスクリーンからの比較的ほの暗い室内の光は、概日時計や睡眠システムにある程度の影響があり、睡眠障害を悪化させるかも知れない。

夜出現して朝に消える「ドラキュラ」ホルモン —— メラトニンと睡眠

　網膜神経節細胞(pRGCs)が明るいということを身体に教えてくれるが、暗いということをどのように身体に教えるのだろうか？　夜にのみ放出され、光により産生が抑制される「ドラキュラ」ホルモンのメラトニンが、この合図を出している。松果体メラトニンは、暗さに関する主なる生化学的作用物質で、外界の暗期を体内に再現する働きがある。赤道以外の緯度において夜の長さは季節ごとに変化するので、メラトニンは毎日の夜の長さだけでなく、1年のうちの時節(季節)をコード化している。

　メラトニンは食物由来のトリプトファンから合成され、数段階以上転換されセロトニンからメラトニンとなる。これは、主に、松果体により産生されるが、網膜とそれ以外の領域でも少量産生され、これは局所的な時間管理の仕事を担っていると考えられている。正常な状態で、血漿中と唾液

中濃度は、午前2時頃に最大限となり、尿中代謝産物（6‐スルファトキシメラトニン）は午前4：30頃に最高濃度に達する。松果体細胞は、生体時計からの「要求に応じ」メラトニンを生産する。――これは貯蔵されず、SCNの直接支配で松果体から分泌される。稀には、SCNからの経路が、松果体に戻る前に、脊髄経由（上頸部神経節またはSCN経由）の場合があり、これは、頸部の上方のレベルに損傷のある四肢麻痺の患者ではメラトニン産生がないことを意味している（ただし、コーチゾール、体温、睡眠・覚醒リズムなど、この経路を必要としない他の概日リズムは正常である）。眼に対する強い夜間光の曝露は、メラトニン産生を急激に抑制するため、眼球‐SCN‐松果体経路を介して、光入力がSCNに入っていることを間接的に示唆する所見を提供している。SCN神経にはメラトニン受容体があり、メラトニンは、生体時計にフィードバックして、体内リズムの適切な同調を確保している。SCNとメラトニン産生の間の時間的関係が正確な場合において、メラトニン・リズムが、概日時計の「位相メーカー」として、しばしばヒトの研究で利用される。

　しかし、睡眠へのメラトニンの直接効果は、明らかではない。昼行性であるヒトではメラトニン産生が、睡眠と同時に起こる。一方、ラットやハムスターなどの夜行性動物では、夜の活動中に、メラトニン産生を行い、しかも、多くのネズミ家系では、メラトニンをまったく生産しない。このことは、メラトニンは睡眠にまったく効果がないことを意味している可能性がある。おそらく、ヒトでの概日性の眠気のリズムは、「睡眠の扉」の開門が、メラトニンの開始と同時に起こるというメラトニンのプロフィールに、密接に関係がある。しかしながら、この2つのことは、単に偶然、同時に起こっているだけなのかも知れない（例えば、四肢麻痺の患者、βブロッカーの服用者、松果体摘出患者など）。メラトニンを生産しないものにも概日性の睡眠・覚醒リズムがみられ、睡眠構造のわずかな変化を示すに

過ぎない。このため、おそらくは、メラトニン自体より、概日システムが睡眠の扉を開けて、同時にメラトニンにスイッチを入れているのだろう。

　もう1つのメラトニンと眠気の関連した事実は、メラトニンが夜の光の曝露により抑制されると、覚醒水準も上がるということである。日中の光の曝露もまた、メラトニンを生産していなくても、覚醒レベルを上げる。このことは、メラトニンが、覚醒の直接的な仲立ちをしておらず、または、光によって覚醒を増幅するために日中と夜間に存在する別個のメカニズムが存在することを示唆している。合成メラトニンを服用することも、穏やかな眠気を催す効果がある。特に生体メラトニンが分泌されていないとき、しかも、生体時計のタイミングを同調させる能力がある場合において、メラトニンを、適切なタイミングで使用した場合、シフトワークやジェットラグや、非24時間リズム障害や睡眠相前進・後退障害などの睡眠障害の治療に有用である。

まったく睡眠をとらないとどうなるか？

　睡眠の役割や生理学や代謝の概日リズムを理解するには、注意深く管理された研究室での実験が必要だ。直接の睡眠効果を調べる簡単なアプローチは、被験者が眠ることを許可された場合と終夜覚醒していなければならない場合にどうなるかの比較である。こうした断眠研究では、多くのホルモンやペプチドが概日システムや睡眠、あるいは、その両方により影響を受ける。松果体メラトニン・レベルは睡眠の有無にかかわらず一定であるが、光がほの暗い状態でないとメラトニン・レベルは強く抑制される。副腎から分泌されるホルモンのコーチゾールは、睡眠の有無にかかわらず両者に変化がなく、夜の間に上昇し、起きる直前に（たとえ眠っていなくても）最大となる。ただ、睡眠から目覚めるとさらなる上昇を引き起こす。これ

とは反対に、例えばホルモンの中には、成長ホルモン(GH)のように概日システムの影響はほとんどないが、睡眠依存性が極めて高いものもある。GHは主に徐波睡眠中に分泌され、断眠時には非常に低い水準となる。正常では、甲状腺刺激ホルモン(TSH)は睡眠の開始時に接して小さなピークがあり、最小限の概日制御を受けていると思われる。しかし、睡眠をとらずに計測すると、TSHの強固な概日リズムが現れ、通常は夜間に抑制されるところ、夜間にピークが出てくる。したがって、眠らずにいるとGHレベルが下がり、TSHは上昇する。

寝不足になると？

　毎晩、寝不足や慢性の睡眠障害に罹患するとどうなるかは、現在まだ十分にわかっていない。これまでのほとんどの研究は、覚醒度とパフォーマンスに対する不眠の影響に専念してきた。しかし代謝や健康に対して重大な影響があることを示す証拠も判明してきている(第7章参照)。理想的な状態では、目覚める直前の覚醒度を取り戻すまで、覚醒時に蓄積された睡眠圧が睡眠時間中に使い果たされる。いくつかの研究結果によると、若年成人は十分な睡眠の機会が与えられれば、一夜に8.5時間睡眠、老年者で7.5時間睡眠をとることが示唆されていて、通常は、経験上も時間があればこれ以上眠ることができる。十分な睡眠時間が確保されないと、慢性の睡眠障害になり、「睡眠の負債(sleep debt)」が蓄積する。しかし、多くの金銭契約と同様、睡眠の負債は、支払い期限には厳密なルールがあり、(この場合は健康上のであるが)大きなペナルティーを負うことなく無限に延期することができない。しかし、金銭的な契約とは異なり、睡眠不足は、毎日返済しなければならない。週末に睡眠を一度にとるくらいでは、1週間溜まった不眠を取り返すほど十分だとは感じられない。予定された断眠の直前に、余分な睡眠をとることは有益だが、残念ながら、睡眠の貯金をす

るのは困難だ。地道に、規則正しい(毎日の)堅実な睡眠の貯金を行うことは、睡眠銀行で健康バランスを維持するために必要だ。

　慢性不眠は、急激な断眠の場合と同程度に著しく有害だ。一晩に6時間以下の睡眠が約2週間持続するのと、24時間の急性断眠の場合とはパフォーマンスレベルは同じだけ低下する：一晩に4時間睡眠では、その低いパフォーマンスレベルに達するのに7日しかかからず、2週間後では、パフォーマンスレベルは、2～3日断眠したことに匹敵する。残念ながら、自記式の眠気評価は同じ割合で変化せず、これは、断眠時、どれだけ障害があるかについて正確な判断ができない。これは、多量飲酒後、どれだけ上手な運転ができるかを考える場合に似ている。もしも、急性と慢性の断眠が合併している場合、例えば不測の出来事が重なり、終夜起きていて、その後、十分な睡眠を取り戻すことができなかった場合、パフォーマンスに対する有害な影響が10倍に増加する。多分、週末に時折朝寝坊をするくらいでは不十分だとしても、この睡眠不足を回収するのに、幾晩睡眠をとり続けることが必要かはまだわかってはいない。十分な睡眠をとり、急性および慢性断眠の健康・安全に対する悪影響を避けるためには、例えば運動施設に通い、ダイエット計画に従うなど、毎日、首尾一貫した努力が必要である。

2 断眠と拷問

　断眠、または「睡眠管理」は、尋問効果を高めるテクニックとしての断眠利用を通じてこれまで注目されてきた。これを執筆している時点では、これまでは違法だとされていた180時間(7.5日)に及ぶ断眠が、米国政府によって許可されていた。事実上睡眠がとれないように、大きな騒音や拘束を用いて極めて心地のよくない姿勢を維持することが行われた。米国の規則では、さらに7.5時間断眠を課すためには、7.5

時間断眠後に 8 時間に限って睡眠が必要だとされている。食料や水分に関して同様の制限を想像するがよい。代謝や免疫機能に対する数え切れない有害な影響を及ぼすことも想像に難くないが、こうした断眠は精神状態にも悪影響を及ぼす。断眠は、反応時間、記憶力、認知機能の低下など、多くの神経生物学的影響を引き起こす。これによって、非常に急速に「入眠時幻覚（hypnogogic hallucinations）」、すなわち知覚の変化が被験者に起きてくるが、これは夢の視覚化、あるいは REM 期の脳活動パターンが覚醒状態へ侵入することによる心象を意味している。もっと重篤な変化は、感情的な情報処理障害と極端な場合は精神病も含まれる。

　断眠は疼痛閾値を減少させ空腹を助長するので、食餌操作のように、他の尋問手法を強化するとも考えられている。医学的管理が必要とされるにもかかわらず、医師には睡眠医学の専門的トレーニングをほとんど受ける機会が与えられておらず、したがって急性や慢性の断眠の短期および長期効果の診断を経験することがない。社会はしばしば断眠を軽視していて、その結果として、尋問テクニックのような強い衝撃のあることには目が向かない。生存に栄養が重要であるように、睡眠は本質的な行動であるということを銘記することが重要だ。1975 年の国連の拷問等禁止条約は、「すべての人々が拷問、その他の残忍な非人間的な、下劣な仕打ちや刑罰を受けることからの保護」と規定している[注9]。明らかに、断眠延長は、こうした条件に違反している。

注9) 2014 年 12 月 9 日、米上院情報特別委員会は、テロ容疑者に対して行った過酷な尋問に関する報告書（6,700 頁）の要旨（約 500 頁）を公表し、尋問に効果がなかったことを結論づけた。(2009 年、既にオバマ大統領就任直後に、大統領令で、上記の拷問は禁止されているが)この報告書要旨の公表を受けたオバマ大統領の声明で「米国の世界での地位を著しく傷つけた。こうした手法を用いることは二度とない」と拷問との決別を確認したと報じられた。

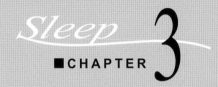

眠る脳

第2章で概説したように、睡眠は、24時間生体時計(概日システム；プロセスC)と覚醒依存性の睡眠圧のホメオスタシス[注1]の増強(プロセスS)(図5)の、2つの対立するメカニズムからなる非常に複雑な状態だ。これらの制御因子はREMとNREM睡眠と複数の脳領域、神経伝達物質、調節性のホルモン、このいずれをとっても、睡眠の誘発に密接で無関係なものはない(図6)。このとてつもない複雑さは、睡眠科学の糸のもつれをほどくことがあまりに困難であった理由、そして、おそらくヒトと種を超えて、睡眠パターンがそれほど複雑な理由を説明している。睡眠の構造は、個人の人格のように、多様な環境の刺激とダイナミックな内因性因子の相互作用の産物である。ここでは、哺乳類の睡眠の発生に関係する主要な脳構造と神経伝達物質のシステムについてレビューする。この章は優しい内容ではないため、読者の皆さんは、次に読み進む前に、ここでいったんコーヒーブレイクにしてはいかがだろう！

視交叉上核と分子時計

ラット脳の小領域と、特に視床下部前部の破壊(lesioning)により、視交

注1) ホメオスタシス(homeostasis)
恒常性維持機構のこと。自らの取り巻く環境の中で、環境の変化に反応し、生体が重要な機能を一定に維持していこうとする機能。

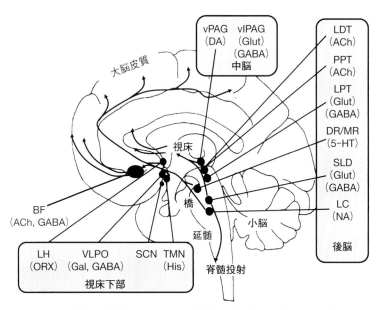

図 6. 睡眠・覚醒に関与する主要領域を図解した脳の模式図
脳構造とそれに関連する主要な神経伝達物質を示している。
[脳領域の略語]
BF＝basal forebrain；DR/MR＝dorsal/medial raphe nucleus；LC＝locus coeruleus；LDT＝laterodorsal tegmental nuclei；LH＝lateral hypothalamus；LPT＝lateral pontine tegmentum；PPT＝pedunculopontine tegmental nuclei；SCN＝suprachiasmatic nuclei；SLD＝sublaterodorsal nucleus；TMN＝tuberomammillary nucleus；VLPO＝ventrolateral preoptic nuclei；vPAG＝ventral periaqueductal grey；vlPAG＝ventrolateral periaqueductal grey.
[神経伝達物質の略語]
5-HT＝serotonin；ACh＝acetylcholine；DA＝dopamine；GABA＝γ-aminobutyric acid；Gal＝galanin；Glut＝glutamate；His＝histamine；NA＝noradrenaline；ORX＝orexin

叉上核(SCN)として知られる約20,000個の小さな対をなす細胞集団が、水を飲むことや運動といった行動の24時間リズムを組織化する重要な要素として確認された。さらに、SCNに「概日親時計(master circadian clock)」が存在しているという証拠が1980年代から1990年代の研究に由来していて、これらの研究では、SCNの組織破壊効果は、SCN組織を、動

物への移植により復旧可能で、睡眠・覚醒周期を含め24時間リズムも回復するということがわかっている。

　SCNの細胞は、また、それぞれ、別個の時計で；個々のSCN神経細胞は約24時間のリズムをもっており、それぞれの電気活動を互いに調整し合い、最終的に全体として、およそ24時間リズムの出力をSCNから出す。摘出し単離したSCN神経細胞はおよそ24時間リズムを刻むことができるという実験的証拠は、時を「刻む」メカニズムが、細胞レベルの分子機構に間違いないことを示している。1970年代から、ショウジョウバエ(*Drosophila*)と突然変異マウスと突然変異ハムスターの研究結果は、見事な推量に、幸運が重なり、概日リズムの発生が一群の重要な「時計遺伝子[注2]」の活動によるという分子モデルの誕生につながった。この中心部には、蛋白質のBMAL1とCLOCKが、遺伝子の転写の調節装置として働き、*Per1*、*Per2*、*Per3*、*Cry1*、*Cry*蛋白の生成を制御するための、分子フィードバック・ループがある。要するに、CLOCK:BMAL1蛋白は、*period*遺伝子(PER)と*cryptochrome*遺伝子(CRY)の領域に結合し、*Per*と*Cry*蛋白の発現を促進している。それから、PER蛋白はCRY蛋白と相互作用をして、細胞質の蛋白の複合体を形成する。その後、この蛋白の複合体は細胞核に入り、CLOCKとBMAL1を介した転写により、ネガティブフィードバックを駆動する。これにより、効果的にPERとCRYの産生のスイッチがオフとなる。それから、PER/CRYの複合体は役目を終え、CLOCKとBMAL1を介した転写抑制は解除され、そしてCLOCKとBMAL1は転

注2)　時計遺伝子(clock gene)
　　　概日リズムの基本振動の発生機構を構成する蛋白質をコードする遺伝子。体内時計に関与する複数の遺伝子が作用し生活リズムをつくり出す。*CLOCK*(クロック)、*Per*(ペル)遺伝子(*period* gene)、*Per1*、*Per2*、*Per3*、*Cry*(クライ)遺伝子(*cryptochrome* gene)、*Cry1*、BMAL1(ビーマルワン)などがある。*CLOCK*は哺乳類で最初に報告された時計遺伝子(1997)。

写を駆動するために再び遊離する。この蛋白の分子の産生と分解は、完了に約24時間かかる。

　こうした分子時計は、SCN細胞の働きに限ったことではない；身体にある細胞の大部分は、(SCNの働きが減弱し、活動がない場合でも)SCNとは独立して概日オシレイションを発生させる能力をもっている。この所見は、哺乳動物の概日システムへの見解を一変させた。SCNは、SCN以外の身体部位に、24時間のリズム性(律動性)を強制している考え方であったが、一方、化学的シグナルと神経的シグナルの両方を利用して、複数の末梢時計は、「親」SCNやリズム性オーケストラの「指揮者」の働きにより調律され、階層的な整理が行われているとの認識に至っている。その代わりに、概日システムは、身体とさまざまな器官系統からの複数のフィードバックを受ける。この結果、複雑に相互作用が整理統合され、これがヒトの概日リズムの時期や位相や振幅に貢献する。しかしながら、SCNのユニークな性質は、これがその他の組織の生物時計と協調し、SCNが障害されたホストに移植してもリズム性を回復することができる唯一の脳部位であるということだ。

　眼により検出された明・暗サイクルに合わせて、SCN内でこの分子のオシレイションは1列に整列する。SCNに投射している網膜視床下部経路は、神経伝達物質のグルタミン酸と脳下垂体アデニル酸シクラーゼ活性化ポリペプチド(PACAP)を放出する。そして、いくつかの細胞内の情報伝達カスケードが活性化され、最終的に、$Per1$ と $Per2$ 遺伝子のアップ・レギュレーション[注3]につながる。引き続き起こるPER1とPER2蛋白の

注3) アップ・レギュレーション(up-regulation)
　　上向き制御あるいは上方制御。ある一定の環境下での適応として、発現量が増加すること⇔down-regulation

合成によりCLOCK/BMAL1活性が延長する結果となる。局所的な光周期に対して分子時計の同調化に決定的な意味をもつと考えられるのは、このCLOCK/BMAL1の転写性駆動の光誘発性抑制である。

光が、視交叉上核(SCN)をリセットするための、主要な環境的同調因子であるが、その一方で、SCNとは別個に、肝臓や腸や他の臓器における末梢の生物時計に、同調することが判明しているさまざまな同調化パスウェイが、登場してきていることを強調しておく必要がある。その証拠に異なる臓器系の間の体内同期が欠如していると、時差ぼけ症状が多く出現する。末梢の生物時計は、SCN(これはそれ自体が調節のプロセスである)から、そして、不規則な睡眠活動のスケジュール(プロセスS)と異常な光曝露や食物摂取による環境から、相対立する時間調整の手がかりを受け取っている。したがって、内部の身体的、代謝的プロセスの正常な連携が失われ、潜在的な健康上の重大な結果(第7〜9章)を招くことになる。

ホメオスタシス性制御機構

覚醒時間が長くなるに従い睡眠圧が増加し、その後、睡眠中に減少するというように、睡眠はホメオスタシスの側面でも調節されている。断眠は、その後の睡眠の深さの代償的な増加を引き起こすが、これは、NREMの徐波活動と睡眠復旧に要する時間によって評価される。ホメオスタシス性睡眠調節のダイナミクスは、広範囲にわたって研究されてきたが、このプロセスの本態については、どちらかというとほとんど知られていないといってよい。SCN内に概日親時計の解剖学的所在が明確であることとは異なり、ホメオスタシスによる睡眠「神経核」と睡眠を駆動する調整物質はほとんど知られていない。

1世紀前の研究において、断眠ドナーの覚醒時に蓄積された物質で、これを断眠ドナーから他の動物に移植すると睡眠を誘発できる物質が脳脊髄液に含まれていることが判明した。「まさにこの」ホメオスタシス性睡眠制御機構の制御因子を探究する目的が、次の基準のすべてかあるいはいくつかを満たす睡眠因子の概念に絞られてきた：ⅰ）その物質が脳に入ると睡眠を深くする、ⅱ）その物質が妨害されると、睡眠が浅くなる、ⅲ）その物質は、睡眠ドライブと睡眠傾向により、変化しなければならない、ⅳ）その物質は、睡眠に関係すると考えられている脳回路に作用しなければならない、ⅴ）その物質は、睡眠に関連した病的な状態で変化する可能性がある。

　今日では、このクライテリアを満たす基盤には、多くの物質が関係しているとされている。例えば、インターロイキン1β(IL-β)[注4]、腫瘍壊死因子α(TNF-α)、成長ホルモン放出ホルモン(GHRH)、プロスタグランディンD_2[注5]とアデノシン[注6]などが、すべてNREM睡眠の制御に関連している。REM睡眠の制御には、プロラクチン[注7]、一酸化窒素(NO)と血管作動性腸管ペプチド(VIP)[注8]が同様に、関連している。例えば、NREM睡眠のアデ

注4) インターロイキン1β(interleukin-1β；IL-1β)
　　単球やマクロファージから産生される糖蛋白質。免疫、炎症を制御する重要な因子。
注5) プロスタグランディンD_2(prostaglandin D_2)
　　はじめに精液中から分離された。プロスタン酸骨格をもつ生理活性物質。血小板凝集作用、睡眠誘発作用をもつ。
注6) アデノシン(adenosine)
　　アデニンとリボースからなるヌクレオシドの1つ。DNA RNAの塩基として遺伝情報のコードに用いられ、また、ATP、ADPの一部としてエネルギー輸送、cAMPとしてシグナル伝達に関与するなど重要な役割を果たす。睡眠物質の1つとされる。
注7) プロラクチン(prolactin)
　　乳汁分泌ホルモン。1日の中で睡眠中に血中濃度が最も高くなる。
注8) VIP(vasoactive intestinal polypeptide)
　　消化管、膵臓、脳の視交叉上核など、人体の多くの場所でつくられるペプチドホルモン。

ノシン制御のエビデンスは以下のように要約される。アデノシンの睡眠誘発性の効果は、1950年代に初めてネコにおいて示された。アデノシン受容体拮抗物質(アデノシン遮断薬)のカフェインとテオフィリン[注9]は、コーヒーや茶に含まれており、ビジランス[注10]を高め、覚醒時間を延長するための中枢神経系の刺激剤として広く用いられている。カフェインは、摂取後、睡眠エピソードのうち徐波性脳波活動を減少させ、延長した覚醒状態でのカフェイン摂取は、覚醒脳波や睡眠脳波における典型的な断眠効果を妨害する。

アデノシンは、エネルギー代謝とATP利用の副産物である。代謝、神経活動、覚醒状態の増加とともに、細胞外アデノシン濃度は、増加することが示されてきた。睡眠・覚醒サイクルの中で自由に動き回るネコとラットの脳のアデノシンを測定すると、覚醒時より、睡眠中に基底前脳(basal forebrain)のアデノシンレベルが低いことが示されている。

必ずしも、唯一有望な睡眠調節物質はアデノシンに限ったことではない。さまざまな睡眠調節物質は、それぞれに異なった睡眠促進作用をもち、睡眠制御に関連した脳の特殊な領域において神経の電気活動を変化させている可能性がある(図6)。アデノシンは基底前脳(basal forebrain)の神経細胞に作用し睡眠を促進する；これとは対照的に、GHRH、TNF、IL-1は前視床下部の神経細胞に働きNREMを促進する；TNFとIL-1は青斑核に働き；IL-1は背側縫線核に作用し、睡眠を促進する。この結果は、すべて

注9) テオフィリン(theophylline)
　　茶葉に含まれる苦み成分。気管支拡張作用をもつ。喘息治療薬。
注10) ビジランス(vigilance)
　　比較的高いレベルの覚醒、覚醒の維持、周囲に対する注意や警戒という意味での覚醒。覚醒水準の意味でも用いる。

単一のホメオスタシスの制御因子に対して、単一の「聖杯[注11]」たる睡眠物質を探索することはむなしい努力であることを示唆している。

睡眠と覚醒の脳領域と神経伝達物質

概日リズムとホメオスタシスのプロセスは、多くの脳回路と神経伝達物質系を調節している。覚醒は、脳幹、視床下部、基底前脳にある神経細胞群の活性化を意味していて、これは、また視床や大脳皮質の覚醒を促進している(**図6**)。睡眠の導入は、覚醒の急速な低下により、誘導され、これは前視床下部の腹外側視交叉前領域(VLPO)におけるGABA/ガラニンを含有する神経細胞によって制御されている抑制性のスイッチに関連している。

覚醒と睡眠を誘発する回路間の相反抑制[注12]は睡眠と覚醒状態の間の急速な変化を調節している。睡眠・覚醒に関係する主要な脳領域と、睡眠と覚醒状態に関連した神経伝達物質の放出の変化を**図7**にまとめて示した。

覚醒の神経伝達物質

図6と**図7**に図示したように、大脳皮質は、覚醒を駆動する神経伝達物質のカクテルに浸かっている。この駆動装置の多くは、「上行性の覚醒システム[注13]」に由来し、これは、覚醒を促す複数のモノアミン神経伝達物質(ヒ

注11) 聖杯(holy grail)
 キリストが最後の晩餐に用いた酒杯。しばしばその探求が、文学作品のテーマとなっている。
注12) 相反抑制(reciprocal inhibition)
 神経回路間で相互に抑制し合う機能。
注13) 上行性覚醒システム(ascending arousal system)
 脳幹網様体機能の1つ。生理学的な概念で、解剖学上の概念ではない。主に網様体から視床を介して大脳皮質に至る賦活系。意識の維持や覚醒・睡眠サイクルの調節をしており、ascending activating systemとも呼ばれる。

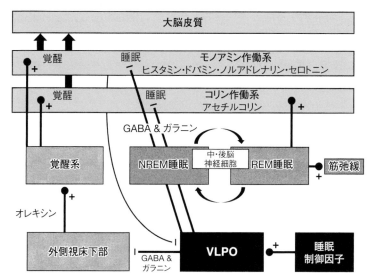

図7. 睡眠・覚醒機構を司る主要な脳構造と神経伝達物質
覚醒時、外側視床下部内のオレキシン神経細胞はモノアミン作動性神経細胞、コリン作動性神経細胞に投射し、興奮させる。集団的に、これらの神経伝達物質は脳全体の覚醒を駆動し、大脳皮質における意識を駆動する。覚醒時には、モノアミン作動性神経細胞は腹外側視索前核(VLPO)を抑制する。睡眠中、概日性とホメオスタシス性の睡眠ドライバーはVLPOを活性化し、これがGABAとガラニン(galanin)を放出し、外側視床下部内のオレキシン神経細胞を抑制し、モノアミン作動性とコリン作動性神経細胞を抑制する。NREMとREM睡眠の間の70〜90分ごとのflip-flopは中脳と後脳の神経細胞により駆動されている。REM睡眠中、モノアミン作動性神経細胞はなお抑制されていて、コリン作動性神経細胞は活性化される。REM-on神経細胞は脊髄に投射し、筋の麻痺(筋弛緩)を引き起こす。

スタミン、ドパミン、ノルアドレナリン、セロトニン)とコリン作動性神経伝達物質(アセチルコリン)を放出する脳幹、視床、視床下部や基底前脳内の複数の脳構造を表すために用いられた用語である。上行性の覚醒システムはそれ自体、覚醒中に、外側視床下部にあるオレキシン産生神経細胞(orexin-producing neurones)から、直接、投射を受けることによって活性化される。オレキシン作動性神経細胞の破壊により、ある種のナルコレ

プシー[注14]が発病することが報告されてきた。覚醒中にも、腹外側視索前核 (VLPO)は、視床下部を含むモノアミン作動系やその他の領域からの複数の入力により、抑制を受ける。

NREMとREM睡眠の発生

図7に示したように、(概日リズムとホメオスタシスの)睡眠制御装置による腹外側視索前核(VLPO)の活性化は、NREMとREM睡眠の引き金を引く。これには、外側視床下部内のオレキシン神経細胞を抑制することが必要だ。VLPOは、また、NREM期にモノアミン作動系、コリン作動系の両方の系を直接抑制する(図7)。REM期には、モノアミン作動系は抑制を受けたままであるが、コリン作動系は中脳内のREM-on神経細胞により活性化されている。最も重要な睡眠制御装置はアデノシンで、これは、基底前脳の細胞外スペースに蓄積され、いくつかの間接および直接の経路によりVLPOを活性化していると考えられている。

NREM-REM睡眠フリップ・フロップ

NREMとREM睡眠のサイクルは中脳(mid-brain)と後脳(hind-brain)

注14) ナルコレプシー(narcolepsy)
過眠をきたす疾患で、以下のような症状が特徴である。①睡眠発作(日中、突然の耐え難い眠気)、②情動性脱力発作(笑い、喜びなど感情が高揚したときに突然抗重力筋が脱力)、③入眠時幻覚(寝入りばなに現実感の強い幻覚が生じる。入眠直後に生じるREM関連症状)、④睡眠麻痺(金縛り、REM関連症状)など。検査上、睡眠ポリグラフで、入眠早期に出現する入眠時REM睡眠期(SOREMP)、頻回に覚醒、深い徐波睡眠の出現量が少ないなどの特徴もある。ヒト組織適合抗原(HLA)との密接な関連が報告されているが、HLA陽性がナルコレプシー発症の十分条件ではない。1998年に神経ペプチドの1つであるオレキシンが同定され、これとナルコレプシー症状発症との関連が報告されて以来、ナルコレプシーの研究が著しく進歩した。

の神経細胞から発生する(図7)。REM-off神経細胞は、中脳の腹外側中脳水道周囲灰白質(vlPAG)と後脳の外側橋被蓋(LPT)に存在する(図6)。この領域の破壊は、REM睡眠総量を大幅に増加させ、このことは、これらの部位が正常ではREM睡眠を抑制していることを示唆している。REM-on神経細胞は、後脳の下外側背側核(SLD)(図6参照)に存在し、これはREM睡眠中に活性化される。SLDの破壊で、REMと筋弛緩が大幅に減少する；実際に、睡眠中でも、歩き回ることが生じる。NREMとREM睡眠の間の「フリップ・フロップ[注15]」は、REM-onとREM-off神経細胞中枢内の神経細胞間の抑制性の相互作用に関係している。REM-onのSLDもまた、直接、脊髄に投射する神経細胞を有しており筋弛緩を生じる。しかし、もう1つのSLDからは、基底前脳とPPT/LDT(図6参照)に投射しており、REM睡眠の脳波成分を生み出している。この「フリップ・フロップ・スイッチ(flip-flop switch)」が睡眠を制御しているという認識をわれわれがもつに至ったのは、ハーバード大学のクリフォード・セイパー[注16]の研究室の功績によるところが大きい。

複数の睡眠遺伝子と複数の睡眠・覚醒パターン

1930年代に、100%遺伝子を共有した一卵性双生児は、50%遺伝子を共有した二卵性双生児に比べ、より睡眠の質と長さの一致率が高いことが研究により示された。さらに最近の研究では、ヒトとマウスの両方において、近縁関係が密接な個体間ではNREMとREM睡眠構造パターンが、高い

注15) フリップ・フロップ(flip-flop)
　　　2進法の基本の、1か0か(onかoff)の状態に保持することができる論理回路。
注16) クリフォード・セイパー(Clifford Saper)
　　　ハーバード医科大学神経学・神経科学部門の教授。研究室では視床下部により支えられている統合機能、特に覚醒・睡眠サイクルや概日リズムの制御についての研究に焦点を当ててきた。

水準の一致率を示すという報告がある。睡眠が遺伝的構成要素をもっているということは、多分それほど驚くことではないが、どの遺伝子が関係しているのだろうか？

現在では、朝型と夜型に特異的な時計遺伝子の変化の存在を示す有力な証拠がある。例えば、ヒトの*Per1-3*遺伝子の多形性は、超朝型（「ひばり型」）に関連している。朝型指向性は、また、キナーゼ(kinase)(*CK1*デルタ *CK1*イプシロン)の突然変異に関係していて、これは、PER蛋白の安定性や核への移動における異常へと導くPER蛋白をリン酸化する。マウスでは*CRY1*の突然変異は睡眠時間帯を前進させ、一方、*CRY2*と*CLOCK*の突然変異は睡眠時間帯を遅らせる。

時計遺伝子は、睡眠のホメオスタシス調節にも関係している。*CLOCK*遺伝子の突然変異をもつマウスは、非変異のマウスより、睡眠がおよそ2時間短く、一方、*CRY1*と*CRY2*の両方の突然変異をもつマウスは、より長い睡眠エピソードを示す。ポール・フランケンらによる研究では、マウスの前脳において、*Per1*と*Per2*レベルが、断眠により上昇し、睡眠回復により低下した。しかし、これらの遺伝子が睡眠を制御するメカニズムは依然として謎である。

睡眠の誘発において、あまりにも多くの神経伝達物質が関与していること(図6)を考慮すれば、遺伝子の突然変異は、こうした神経伝達物質やその受容体、調節物質の生成に関係し、イオンチャネルは、睡眠や睡眠異常に関係していることが、予測され、しかも、この予測は、──確認され──当たっていた。ナルコレプシーは多分最もよい例である。ナルコレプシーとは、睡眠が分断され、日中の過度の眠気、カタプレキシー(cataplexy)(突然の筋脱力発作)を伴う異常REM睡眠を示す睡眠障害である。しかも、こ

の病気は(ヒポクレチンと呼ばれる)オレキシンの代謝経路(**図7**参照)の異常と関係がある。キー遺伝子の薬物操作や突然変異、コリン作動性システム、モノアミン作動性システムに標的を決めた遺伝子破壊はすべて、神経伝達物質や受容体の覚醒を促進する働きを破壊する(**図7**参照)。例えば、ヒスタミン脱炭酸酵素受容体ノックアウトマウス[注17](遺伝子欠損マウス)ではREM睡眠と覚醒の分断化が増加する。これらのマウスは、また、長時間にわたって覚醒を維持することができず、ナルコレプシーによく似た行動をとる。

　今のところ、単一の睡眠のための神経伝達物質あるいは脳構造は存在しそうにはない——睡眠と覚醒は脳活動のネットワークから発生すると考えられる。睡眠中、ヒトは、個人ごとに、若干異なったやり方で、このネットワークを活性化し、日々の経験や過去の感情を統合し、加齢のプロセスに順応している。正常と異常の両方に対するこうした内因と環境のせめぎ合いのダイナミクスは、神秘の糸をほぐすように、これから何年にもわたって神経科学者を多忙にさせることになりそうだ。

注17) ノックアウトマウス(knockout mice)
　　　ノックアウトとはダメにするという意味。遺伝子操作によって1つ以上の遺伝子を欠損させたマウスのこと。塩基配列がわかっているが、機能がわからない遺伝子研究に有用。

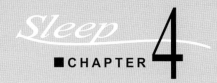

睡眠の意味

　われわれがなぜ眠るのかという理由の解明にまだ手をこまねいている。多くの説明が提案されているが、われわれの営みのこの重要な側面がなぜ存在するのかを説明する架け橋となる仮説は1つとして現れていない。第2章と第3章で述べたように、われわれが如何にして眠るかの説明はかなり進歩したが、だからといって、われわれが睡眠の「意味」や進化の目的を理解する助けに、本当はなっていない。ここで、2つの密接に関係のある問いを考えたい：すべての動物は眠るのか、ならば、眠る理由はなぜか？

すべての動物が眠るのか？

　単細胞動物を含むほとんどの生物で、毎日、活動と休息の24時間サイクルがみられる。この24時間リズムは、ある種の内因性の概日タイマーにより駆動している。こうしたタイマーがあることで、生理機能と行動を微調整して、1日の時々刻々変化する昼・夜サイクルを予測し（外部同調）、複数の内部リズムが適切に一直線に揃う（内部同調）ことが確保できている。活動していない時間が「睡眠」を表していて、この活動しないという機能が、あまねくすべての動物の中で一定に保持されていくことが事実だと考えられてきた。しかしながら、この点については、睡眠研究者は著しく意見が分かれるところである。

表1. 睡眠を規定する行動の評価基準

1. 迅速に回復可能であるが、著しい知覚の反応性低下を伴った静止状態。急速回復性により昏睡や冬眠と、睡眠を区別する。
2. （起こすのにより大きな騒音が必要な）覚醒閾値の増加と、外部刺激に対する反応性の低下
3. 種特異的な姿勢と場所の好み
4. 就眠儀式（例；回旋、あくび、巣つくり）
5. 概日制御と一定の条件で24時間リズムの存続
6. 睡眠不足により、眠気が増加。次に「反跳睡眠」が起こる。

　動物がなぜ眠るのかを考える前に、あまねく動物界において睡眠に相当する状態を見分けられるのかどうかを考えてみよう。ヒトの睡眠の定義は、脳波（EEG）に根拠を置くところが大きいが、NREM-REM脳波生成能力を備える複雑な脳がない場合に、睡眠存在を見分けるのはとても困難だ。その結果、睡眠研究者ら、特にイレーヌ・トブラー[注1]は、睡眠を定義するために脳波を用いない行動様式の評価基準を考案発展させてきた。この基準を**表1**にまとめた。この6項目の行動様式の中で、反跳睡眠が特に重要だと考えられてきた。脳波上の定義による睡眠状態（第2章）と**表1**にまとめた行動上の評価基準の両方を用いて、動物界全般にわたって睡眠がみられるのかをこれから考えてみよう。

哺乳類

　すべての哺乳類は、なんらかの形で睡眠がみられる。哺乳類は睡眠を奪われる事態では、反跳睡眠を示す。ヒトでは、睡眠が減少すると、翌晩、

注1) イレーヌ・トブラー（Irene Tobler）
　　スイス生まれ。チューリッヒ大学薬理学部門。生物学者。時間生物学など、睡眠科学のさまざまな領域にわたり研究を行っている。本来の主要研究テーマは動物の睡眠制御。2008年に、Pisa Sleep Award を受賞。

徐波睡眠の増加を伴って睡眠時間が延長する。ヒト以外において詳しく調べられている陸生哺乳動物(齧歯動物、ネコ、イヌ、サル)では、睡眠は、行動様式の評価基準(表1)とNREM(高振幅、低周波数)とREM(低振幅、高周波数)の脳波パターンの両方の基盤で定義することができる。REM様睡眠に随伴する筋弛緩は、すべての哺乳動物でみられ、中でも、産卵性のカモノハシでは総睡眠時間の60％以上がREM睡眠を示す。特有な睡眠様式が海洋哺乳動物で報告されてきた。オットセイの陸上での脳波は、ほとんどの陸生哺乳動物に類似しており；両眼を閉じていて、NREM-REM活動のサイクルがあり、脳波は脳の左右が同期している。しかし、水中では、しばしば、半球性(片側性)で、脳の片側半球で睡眠脳波がみられ、反対側の眼を閉じていて、ひれ状の足は動かない。したがって、半身が眠っており、他の半身が起きているように見える。クジラやイルカのような、完全に水中にいる海洋哺乳動物もまた、半球性睡眠を示すが、オットセイとは対照的に、脳の左右両側が同期する睡眠は報告されていない。この睡眠中の脳の珍しい特徴は、海洋哺乳動物が持続的に泳ぐことに都合がよくできているのだと考えられる。つまり、海洋哺乳動物は、表1の睡眠行動評価基準では特筆すべき例外になる。

鳥

　睡眠脳波では、鳥は、広い意味で哺乳動物に似ている。鳥では無活動期にREMとNREMの脳波パターンの両方がみられ、特異な睡眠姿勢を示す。鳥のREM期には、筋弛緩を伴い、急速眼球運動がみられるが、哺乳類のように完全な弛緩はみられない。鳥のREMエピソードは、哺乳類に比べ、概して非常に短く(10秒以下)、鳥は、相対的にREM睡眠が短い。短縮したREMに対する本来の説明は、REM期に随伴する筋弛緩を最小限にすることにより睡眠時に、鳥が止まっている木から落ちないようにする

ということであった！　今日では、その説明は正しくなさそうだ[注2]。つまり、木に止まっている鳥は、筋収縮を維持するのではなく、枝に固定する腱を利用していて、しかも、非常に短い REM エピソードは、ガチョウのような、地上で眠る鳥でみられる。最近、鳥は、実は脳幹レベルで長い REM 期を示すのだが、大脳皮質レベルではそうではないとの意見が出てきている。睡眠の行動様式の評価基準（**表 1**）において、哺乳類とは相違があるものの、鳥でも基準を広く満たしている。例えば、鳥は、不眠後の REM 反跳睡眠がない。渡り鳥では、脳波と行動上の基準の両方を満たす睡眠は、渡りをしない場合の睡眠レベルに比べて 70％減少する。しかも、認知行動あるいは反跳睡眠において、これに追随するものはない。

　爬虫類、両生類、魚などとともに、鳥は、視交叉上核（SCN）に加えて、行動の 24 時間リズムを刻むために眼と松果体に概日時計をもっている。この時計は、松果体、視床下部、前脳にある網膜外の光受容体により、時々刻々調整されている。驚くべきことに、日光は皮膚や羽毛や鱗、頭蓋骨、脳組織を透過することができ、しかも、それが散乱し、吸収されても、十分な光が残されていて、脳内の光受容体が、環境中の光量を総合的に査定し、すなわちこれにより 1 日の時刻が刻まれる。

爬虫類と両生類

　両生類と爬虫類の睡眠については、研究が比較的少なかった。1960 年代から、睡眠に相当する状態像（**表 1**）がカエル（frogs）やヒキガエル（toads）で報告された。この状態は、常同的な睡眠行動で、覚醒閾値が増加してい

注2）睡眠中、鳥が木から落ちない理由
　　　鳥の足では、踵から先が長い。後ろに突出し曲がって見える部分は膝ではなく踵で、踵が曲がると、踵より近位部に付着している腱が踵を介して引っ張られ自動的に指が内側に締まるような構造になっている。木に止まる際に、いわば自動ロック機構が働いている。

て、何人かの研究者により、振幅増加と周波数低下を伴うNREM睡眠様脳波が報告されている。数少ない爬虫類の動物の研究では、行動上の睡眠の構成成分(**表1**)を示した；例えば、陸ガメと海ガメは、刺激に対する感受性低下を伴う休息期があり、休息を断つと反跳睡眠が生じる明確な証拠がある。いくつかの爬虫類(トカゲ、何種類かのクロコダイル)では、休息状態時に徐波性のNREM睡眠様脳波がみられることが報告されている。これに対し、陸ガメ、海ガメとその他のクロコダイルはこのNREM様脳波がみられないようである。爬虫類、特にトカゲでのREM様脳波の睡眠パターンとなる証拠があり、ある種では、明瞭な眼と手の運動がみられ、これは、REM睡眠状態を表しているとされてきた。しかし、一般に、爬虫類の動物ではREM睡眠の証拠が少ない。

魚

多くの硬骨類魚(teleost fish, bony fish)は、自然の中でも実験室内でも行動面で睡眠様状態がみられるようだ。実験室内で(たまには原野でもみられるが)、多くの種において、夜間の睡眠が呼吸の減少と反応閾値の増加を伴っている。多くの魚は、睡眠特有の姿勢をもっている。例えば、ベラ(Wrasse)の仲間(*Labridae*、ベラ科)は夜間、しばしば群れを成して、体の側面を横にして砂に横たわり、一方、多くの種では部分的に身をうずめている。いくつかの海洋の種は開放水面(水域)に浮かんでいるだろう。しばしばみられるのは、尾鰭より、頭を少し上げて浮かぶ姿勢だ。サンゴ礁の魚は、休息相で、サンゴの小さな穴に逃げ込み、この逃げ込むタイミングは驚くほど正確だ。この正確にタイミングを定める休息の活動サイクルは、概日タイマーが関与していることを示している。

休息の中断に反応し、ゼブラフィッシュ Zebrafish (*Donio rerio*) と、パーチ perch (*Cichlosoma* species)など、いくつかのその他の種では、翌日の

「睡眠」が延長することが知られており、これは、ホメオスタシス性の睡眠反跳による回収プロセスの存在を示唆している。睡眠/休息中の眼球運動の期間がREMに関係しているものの、魚ではNREMあるいはREM睡眠の実例は示されていない。

無脊椎動物

　無脊椎動物は動物の種の中の98％を構成している。しかし、これらの分類群では睡眠についてまだあまりわかっていない。著しく多くの無脊椎動物の種で睡眠の特徴を備えた状態(**表1**)がみられている。頭足綱の動物cephalopods(イカsquidsとタコoctopi)では、覚醒閾値が上がると、瞳孔の縮小と色の変化の両方が起こる。昆虫やサソリのような節足動物arthropodsは、24時間にわたる、感覚の反応性が低下した時期(周期)がみられる。ミツバチは日中、視覚刺激に反応性が増加し、夜に低下する。彼らは、ゴキブリのように特有の体、頭、そして触角を備えている。ミツバチでは、反跳睡眠の証拠もある；夜間の12時間の断眠により、翌日の夜、触角は静止状態となり、「睡眠」姿勢となる。

　果実ハエのショウジョウバエ(*Drosophilia*)は、目下、睡眠生物学の実験研究を行うのに絶好のモデルだ。ショウジョウバエは形質的特徴が捉えやすく、ゲノム操作が簡単だ。複数の十分に記録管理された突然変異種(株)があり、ハエは、脊椎動物に似た神経伝達物質をもっている。それは管理に費用がかからない。ハエは、行動上の休息の間、独特な姿勢を示し、覚醒閾値が上昇している。彼らは、また、断眠に反応して明瞭な反跳睡眠を示す。カフェインのような刺激剤により、正常な休息行動が用量依存性に減少するが、抗ヒスタミン薬では休息行動を増加させる。また、決定的な概日時計遺伝子(*period*)(第3章参照)の欠如したハエでは、なおも断眠に

反応して反跳睡眠を生じ、したがってこれは、睡眠と概日サイクルはまったく同一のものではないことを示唆している。

　したがって、すべての動物界で、睡眠は、ある一定の形で存在することが想定されているが、こうした見解は普遍的なものではないということがわかる。ジェローム・シーゲル[注3]による文献上の詳細な調査により、睡眠の行動上のすべての基準を満たす動物はほとんどなく、事実、覚醒レベルの減少と休息剥奪後の反跳休息もほとんどないことを彼は結論した。他の研究者らは、睡眠は脳波を用いた基盤のみによって研究されるべきだという。この基準を用いれば、無脊椎動物はまったく睡眠をとらず、脊椎動物では、ⅰ）休息をとるが明らかな睡眠脳波がみられない種（魚、両生類）、ⅱ）NREM 睡眠のみを示す種（爬虫類）、ⅲ）NREM と部分的 REM あるいは短い REM エピソードを示す種（ある種の爬虫類と鳥類）、ⅳ）明瞭な REM と NREM 睡眠サイクルがある種（哺乳類）、という4つの広いカテゴリーになる。これには、睡眠の定義に関するコンセンサスが不足しており、そもそも、睡眠というものが動物界全体に存在するのか否かを考えるとき、睡眠における進化の働きは何かという重要な問題に光を当てなければならない。まず、われわれは睡眠とは何かに決着をつけることができなければ、睡眠の進化の働きを正確に理解することができない。

哺乳類全体の睡眠時間の相異

　計測されている一部の哺乳類の種ごとの睡眠時間の相異は驚くほどで

注3）ジェローム・シーゲル（Jerome Siegel）
　　　UCLA 研究所神経生物学研究部門主任、精神医学・生物行動科学教授、神経科学・人間行動学教授、脳研究所メンバー。動物（爬虫類、海洋哺乳動物など）からヒトまで、睡眠および行動制御に関して、生理、病理、神経化学的基盤から広範囲の研究を行っている。

表2. 動物の種による睡眠

動物の種類	平均総睡眠時間 （％：24時間）	平均総睡眠時間 （時間/日）
ブラウンバット（コウモリ）	82.9	19.9
オオアルマジロ	75.4	18.1
北米オポサム（フクロナネズミ）	75.0	18.0
ニシキヘビ（パイソン）	75.0	18.0
フクロウザル	70.8	17.0
ヒト（子ども）	**66.7**	**16.0**
トラ	65.8	15.8
ツパイ	65.8	15.8
リス	62.0	14.9
セイブヒキガエル	60.8	14.6
白イタチ（フェレット）	60.4	14.5
ミユビナマケモノ	60.0	14.4
ゴールデンハムスター	59.6	14.3
カモノハシ	58.3	14.0
ライオン	56.3	13.5
アレチネズミ	54.4	13.1
ラット	52.4	12.6
ネコ	50.6	12.1
チーター	50.6	12.1
マウス	50.3	12.1
アカゲザル	49.2	11.8
ラビット	47.5	11.4
ジャガー	45.0	10.8
アヒル	45.0	10.8
イヌ	44.3	10.6
バンドウイルカ	43.3	10.4
ホシバナモグラ	42.9	10.3
ヒヒ	42.9	10.3
ヨーロッパハリネズミ	42.2	10.1
リスザル	41.3	9.9
チンパンジー	40.4	9.7
モルモット	39.2	9.4
ヒト（成人）	**33.3**	**8.0**
ブタ	32.6	7.8
グッピー（魚）	29.1	7.0
ハイイロアザラシ	25.8	6.2
ヒト（高齢）	**22.9**	**5.5**
ヤギ	22.1	5.3
ウシ	16.4	3.9
インドゾウ	16.4	3.9
ヒツジ	16.0	3.8
アフリカゾウ	13.8	3.3
ロバ	13.0	3.1
ウマ	12.0	2.9
ラクダ	7.9	1.9

(**表**2)、この相違が、個々の特定の生態学的、生理学的特性に関係しているのならば、なぜ睡眠が存在するのかという問いへの解釈を、演繹的に推論することが可能だろう。哺乳類の動物では、ある一定の傾向がある。全体に、体の大きさが大きいほど、睡眠時間は減少する。また、捕食性動物の種は、餌動物(被食動物)より、長く眠る傾向がある。そして睡眠時に、比較的安全な場所で居住する(穴住居 – 対 – 平原住居)哺乳類はより長く睡眠をとる。

こうした睡眠を理解するための比較研究は、魅力的で、さらに、これから深く踏み込んでゆく予定だが、ここで注意事項を前置きする必要がある。大抵の睡眠計測は、飼育下の哺乳動物から得られたもので、この状態では、必須資源(食物、水分、仲間との接触)を獲得するための必要性は大きく変化している。キリンやゾウのような大きな哺乳動物は、飼育下では、1日に5時間睡眠をとるが、とても長い距離を長い時間をかけて移住する野生の状態ではこんな睡眠パターンをとることが期待できるのか？ その答えはほとんど否定的だ。茶色ののどをした3つの指をもつナマケモノ(ミユビナマケモノ；*Bradypus variegates*)[注4]において、飼育下 – 対 – 野生の睡眠観察を行ったところ、飼育下のナマケモノは睡眠に1日の約70%を使うが、野生では40%と推測されている。ヒトの場合の睡眠パターンの相異を、

注4) ナマケモノ
　　ミユビナマケモノ：性格はおとなしい。体は軽く、筋肉が少なく、摂食量は少なく、ほとんど動かない。頸は270°回転する。後足で木の枝にぶら下がり、睡眠をとり、ぶら下がったままで、前の手で、木の葉(主にセクロピアという種類の葉)などを取って食べる。4つに分かれた胃で、バクテリアを利用して、時間をかけて消化する。1回の消化に1ヵ月かかる。排便、排尿は1回/7日、木の幹を伝って根元まで降りて行う。地面すれすれにお尻を近づけて、短い尻尾で落ち葉を払い、穴を掘って排泄し、排泄が終わると排泄物の上に枯葉をかけておく。
　　フタユビナマケモノ：日本の動物園でみられるのはこの種のナマケモノ。ミユビナマケモノに比べ体が大きく、尾がなく、気が荒い。排泄は6〜9日に1回。完全な夜行性、最も睡眠時間が長く、20時間も睡眠をとる。

「行動が自由」なヒトと、高齢者のケアホームや収容所など「行動が不自由」なヒトで睡眠パターンを調べることを考えてみてもよい。同様に、マウスの場合、野生に比べ実験室内では活動/睡眠パターンは劇的に変化し、環境により、彼らは餌の制約や、光や気温の劇的な変化を経験する。睡眠の比較研究は、おそらく非常に有用だが、さらに野外の実地観察に加え、捕獲状態と野生のNREM-REMの測定が、自然睡眠のさらなる理解を深めるために必要である。

ヒトの「自然」睡眠を計測することにも困難がある；年齢による変化だけではなく、最近の電気照明により影響を受ける。電気の使用は、直ちに、夜間の光の曝露や、これに伴う仕事と睡眠パターンを変化させる。「本来の自然のままの」ヒトの睡眠のパターン、タイミングや構造に関する重要な先駆的研究が、ブラジルにおいて行われてきた。例えば、都会に住んでいるブラジル人青年(就寝時刻21：50)は、電気を使用しない田舎に住むティーンエイジャー(就寝時刻20：40)より、遅い就床時間を示した。ヒトの睡眠の自然のパターンと長さは、基本的に知られていない；本当にわれわれには、まとまった8時間睡眠が存在するのだろうか？　都会のヒトの睡眠パターンは実験室のマウスと同様に、もはや本来の自然の姿ではない。

動物はなぜ眠るのか？

睡眠生物学の最終目標は、睡眠の進化の理由を探索することだ。遺伝子の生き残りは、種の子孫を残す能力に依存している。次々と、他の個体を淘汰し、より多くの子孫を創る個体の構成遺伝子が、進化する種の遺伝子プールを支配することになる。睡眠は進化のための必要経費(代価)にたとえることができる。眠っている動物は、食事を摂らず、水分を摂取せず、繁殖行為をせず、そして、捕食においては攻撃を受けやすい。この経費(代

価)は、危険きわまりないが、重要な適応的価値がある。それでは、この進化の目的のために睡眠はいかに役立つのか？　多くの研究者の憶測では、われわれの古代からの生物学上のルーツとともに、睡眠に対して、進化上の、唯一支配的な欲求が存在するに違いないと考えている。その他の理由では、単一の説明などなく、異なる種が、それぞれのライフサイクルのステージにおいて、おそらく、エネルギーの維持や捕食回避のため、さらには回復過程の活動を許容する時間稼ぎのためなど、それぞれ違った理由のために無活動・睡眠を利用するというものだ。さらに、睡眠は、適応的な価値はないが、例えば虫垂や臍のように、まだ未解明の何か、真に適応的な特性の副産物を意味しているのだとする研究者もいる。こうした議論にもかかわらず、3つの仮説が、なぜ動物が眠るかという議論を支配してきた。これは、すなわち、ⅰ）細胞の修復、ⅱ）エネルギーの維持、ⅲ）記憶と学習の強化を促す過程、の3つである。

細胞修復 —— 睡眠は、重要な細胞成分を修復する

　この理論は、さまざまに形を変えて、アリストテレスの時代から、広く知られてきた。反跳睡眠に関する概念や、ハードな身体運動はNREM睡眠の中等度の増加を促すという観察は、この理論を支持している。一般化されてきた「回復を促進する」という睡眠に対する考え方は、REM睡眠時に、脳は覚醒時より活動的で、心臓など身体の多くの部分は非常に活発だという事実に明らかに矛盾する。さらに、1日中ベッドで休んで過ごす人は、活動水準が高い人に比べ同等か(むしろより長く)眠る。中枢神経系の大部分の遺伝子が睡眠中に、その表現型を変化させ、しかもこの変化の多くは時刻機構や概日駆動性でなく、むしろ明らかに睡眠駆動性だという実証により、細胞修復説の見解が、最近、ちまたに再浮上した。重要なことは、多くの睡眠駆動性の遺伝子の表現型の変化は主要な代謝経路と伝達物

質の小胞(vesicle)の充填に関係している。睡眠の細胞修復説の魅力は、普遍性があることと、単細胞生命体を含むすべての動物に適合することだ。この仮説の弱点は、遺伝子データはもっぱら相対的なもので、睡眠の直接的な機能に関係がなく、しかも、エネルギー代謝に関係のある多くの遺伝子が、睡眠中に影響を及ぼしていないかも知れないことだ。さらに、細胞修復説によって、REM と NREM 睡眠の複雑さと多様性を説明できない。

エネルギー維持 —— 睡眠はエネルギー消費を減少させるように進化してきた

種は、休みなく活動することはない；1日24時間のうちの時間のニッチ[注5](生態学的地位)を占有するようになった。その結果、昼行性、夜行性、そして薄明薄暮性[注6]の種は、おそらく、エネルギー節約装置としての睡眠を利用し、自分の自然環境を食い尽くさないうちに、エネルギー消費を抑えて餌をあさるのだろう。このことから、NREM 睡眠は、覚醒時よりも代謝は低コストだという点で、NREM 睡眠では、「低代謝」であることが示されてきた。哺乳類は小さくなるほど代謝率は増加するので、小さい哺乳動物では、(一般に実際そうなるのだが)睡眠も増加することが想定される(**表2**)。特に、寒い気候の小さな哺乳動物で、少しのエネルギーの節約でさえ

注5) ニッチ(niche：生態学的地位)
　　ニッチはもともと、装飾品などを飾るために寺院などの壁面に設けた窪みのことを指す。生態学では、種が個体を維持するのに、生活可能な気候環境要因(気温・湿度など)の中で、その生息環境の中から餌やエネルギーを獲得して、捕食を回避する条件などを満たし、その結果、適応した特有の生息場所や資源利用パターンのこと。

注6) 薄明薄暮性(crepuscular)
　　薄明薄暮性動物は、主に、明け方と夕暮れ時に活動する種で、夜行性である場合が少なくなくさまざまな行動パターンがある。主に被食者は日中行動し、夜間に眠る。捕食者は夜間に活発に行動し、捕食を行う。薄明薄暮性動物の行動パターンは捕食者に対しての適応だと考えられている。哺乳類ではレッサーパンダやネコ、シカ、ウサギ、モルモット、ハムスター、ネズミなどがある。

進化の選択では重要な意味をもちうるという考えを、モデリング^{注7)}アプローチも支持している。さらに、エネルギー源として確立しているアデノシンは、同時に活発に利用され、睡眠の導入に関係している（第3章参照）。

　しかし、睡眠により節約されるエネルギーを計算すると、極めて少なく——ヒト一晩あたりコッペパン1個相当（80〜130 kcal）だ——そして、これほど低報酬のために、こんなに高価な行動面での代価が支払われることはとてもあり得ないことだ。したがって、睡眠のエネルギー節約説は感覚的にわかりやすく魅力的だが、大部分の動物群の睡眠の進化あるいは睡眠維持に対する主要な選択圧（淘汰圧）ではあり得ない。NREM睡眠はエネルギー節約の役割を担う可能性がある一方で、REM睡眠は脳代謝を増加させる結果となるという重要な争点に議論が集中している。多くの種において、休息が睡眠とほとんど同じだけのエネルギーを保持でき、クジラやイルカのような水生哺乳動物が睡眠中に泳ぎ続けるため、明らかに、睡眠は彼らのエネルギー消費を総和として大きく減少させないということも強調に値することである。

　睡眠と冬眠は比較されてきたが、睡眠は、活動の停止や冬眠など真のエネルギー節約状態とは本質的に異なる。ジリス^{注8)}のような種の冬眠は、0℃まで中心体温の劇的な低下が起こり、完全に脳波活動が欠如する。面白い

注7）モデリング（ecological modeling）
　　生態学などの研究分野では、現場の観察や実験による生態学に対して、理論生態学は実験と並ぶ不可欠な研究方法となってきており、生態種個体群の時間変化をモデル化した数理モデルを用いてコンピュータシミュレーションを行い研究が行われている。

注8）ジリス（地栗鼠；*Spermphilus* species）
　　リス（ネズミ目リス科）の一種。主に、ユーラシアと北米の草原、岩地、砂漠に穴を掘って生息する地上生のリス。シマリスの姿に似る。日本では動物園で見ることができる。日本にはもともと、ニホンリス、エゾリス、エゾシマリスが生息する。

ことに、18℃と39℃の間の温度勾配をもつ外温性のミツバチは、夜間に、23〜26℃の体温を選択していて、このことは、エネルギー保持を最優先する休息の夜間体温を選んでいないことを示唆している。睡眠のエネルギー保持説に対抗する議論においても、どんな節約説より、夜明け前に闇討ちに遭う危険性が増加することに軍配を上げている。動物は、睡眠中、特にすっかり運動麻痺状態にある REM 期が最も攻撃を受けやすく危険である。ウシやその他の哺乳動物の場合、NREM 睡眠時は立って眠るが、REM 期には横になる —— これはさらに危険である。

脳の能率向上 —— 睡眠は学習と記憶の強化のために進化してきた

地球の自転により、光と気温の重要な周期が発生し、そして、原始の生命体は、昼夜周期の中で、内因性の概日タイミング機構を利用しながら、多くの代謝機能を分配供給してきたことが想定される。多細胞体制、移動利便性や複雑な感覚システムの進化は、経験から学習しこれを記憶にとどめる能力により、大きく発展を遂げてきた。しかし、このプロセスは、代謝という観点では、いずれも高価で複雑だ。これらの新しい脳の集積回路確立にあたり、良好な品質管理を確保するために、代謝需要が低く、感覚入力が最少となる活動休止周期の非活動相にそれらは整備されてきた。睡眠は、特定の神経ネットワークの強化のためのメカニズムとして進化し、そして、エネルギーの余裕があり、異質な神経回路の干渉や雑音が最小限、いわば、「off-line」でファイリング作業中、活動休止周期に睡眠は出番となる。

動物とヒトの両方の研究証拠から、睡眠と「睡眠依存性の記憶情報処理」と呼ばれるものの間に強い関連があることが示唆されている。動物での多

くの研究で、学習課題後の断眠により、断眠後のテストで遂行が障害されることが示された。ヒトで、手続き学習、宣言的学習、高度のレベルの「洞察(物事の本質を直感的につかむこと)」── 理解や陳述的知識の思いがけない獲得に導く脳内での知的再構成のプロセス ── は、睡眠に依存していることが示されてきた。洞察を得るチャンスは、眠ることが許容されれば3倍高くなり、しかも、学習後の睡眠が制限されると課題を学習できない。こうした手際のよい研究により、睡眠が新しい記憶の再構成に寄与していることがわかっている(囲み記事4、第8章参照)。

　もしも、睡眠が、神経細胞維持管理と記憶強化の必要な作業を、非活動時に手渡すことにより、脳に高い効率で機能することを許容するなら、付着性生物、ゆっくり移動する動物、あるいは、よほど変化のない一様な環境に棲んでいる動物は、睡眠の必要性がないことになる。興味あることに、群泳(学校教育)に一生の大部分を費やす魚は、眠らないと考えられてきた。この明らかな睡眠の欠如の1つの解釈は、仲間が、互いに同じやり方でひたすら反応し、訓練の場での作業分担が、複雑な情報処理のための個体ごとの必要性を減少させている。この本質的に一様な環境における感覚情報処理の減少は、睡眠の必要性を否定する。

　総合的には、睡眠は、最近獲得した短期記憶の処理(その一部を長期記憶に変換してゆくこと)と、脳の可塑性の変化を通して、長期記憶を強化し、そして、神経回路の整理のために必要である。断眠は、認知、記憶、注意を障害し、そして睡眠は、重要な考えと問題解決に著しく寄与することが示されてきたことから、睡眠は、特に、神経細胞間で行われる神経結合の整理と神経結合の「刈込み」で、覚醒中に確立した唯一重要な結合を残すという、より高次の皮質脳における本質的な神経の情報処理に関係していると考えられる。学習が、覚醒中にいったんは止めていた睡眠中の神経回路

の再生に関係しており、記憶作業が行われている皮質領域において徐波睡眠の活動が最も高度であることを示唆する脳画像所見や電気生理学所見により、このアイデアは支持されている。

学習・記憶強化仮説に関する問題を挙げると、ⅰ）この仮説は、複雑な脳をもつ種のみに関連するのか？　ⅱ）記憶と学習は、睡眠がなくても起こりうるのか？　ⅲ）睡眠は単に記憶を構成し整理することを可能にするために進化したのなら、非常に大きい複雑な脳をもつ動物は、さらによく眠ることになると考えられるのか？　という3つのグループに集約される。しかし、不活動/睡眠の長さは複雑な神経系とは無関係だ。長く眠るものの中にはブラウンバット(食虫コウモリ)、オオアルマジロ、北米オポサム、ニシキヘビがあり、1日に18時間以上眠る(**表2**参照)。したがって、これらを要約すると、睡眠は、より高次脳機能にとって重要な役割をもっている一方で、このことがすべての動物において、睡眠の構造を進化させてきた唯一の理由ではあり得ない。

睡眠 vs 休息活動パターン

われわれが何故眠るかの疑問に対する解明には、別のアプローチが必要で、2つの異なる問いを提示することにより真剣に取り組む必要がある。

①休息・活動パターン維持のための種に特異的な選択圧(淘汰圧)は何か？
②休息・活動周期の異なる相に、身体に重要な「ハウスキーピング」機能を配分するための選択圧(淘汰圧)は何か？

上述したように、学習や記憶の整理に休息・活動周期の休息すなわち睡眠相を利用することは、24時間周期内の、最も適合した生理的な時間帯に、

脳において重要なハウスキーピング機能を配分するという古典的な機能の例であろう。このようにNREM・REM脳波は脳内の具体的なハウスキーピングの様子を表現してくれるが、これはすべての動物の種に睡眠の包括的な定義があてはまるわけではない。これは単に意味論的に見えるかも知れないが、われわれの睡眠の定義が、睡眠機能の理解に大きく影響するだろうということに重要なポイントがある。

　睡眠の定義に関する終わりのない議論は、何故それぞれの種特有の休息と活動パターンを進化させてきたかという基本問題を重視してこなかった。休息と活動の24時間パターンの個体の選択圧は、著しく無視されてきた。大抵、何故、無活動時間が、いくつかの種で19時間、他の種では2時間のみなのか、われわれは本当にわかっているというわけではないが、おそらく、食物、水分、繁殖パートナー、必要不可欠な資源へのアクセスと、もちろん捕食者、病原体、感染に対する防御のような、競合する要因が重なり、こういう現象が起きるのであろう。進化的に安定した休息・活動パターンは、ある一定の種のために進化すると、生物学的「ハウスキーピング」のプロセスは、二次的に、この時間軸の構造に組み入れられ、今度は、この枠組みを強化するために作動する。結果として、脳波は、休息・活動周期の休息部分に割り当てられてきた脳に不可欠なハウスキーピング機能の単なる物差しに過ぎず、つまり、これは休息・活動周期の無活動相を計測する、多くの代用物差しの中の1つだと述べている睡眠研究者もいる。あるいは、その他に、脳波で定義される睡眠は、休息・活動周期の非活動部分であるというものもいる。このように次々と出てくる新しい見解によりすさまじい論争がとめどなく繰り返され、睡眠は本当に何を表しているのかについての一致した定義が存在しないと、その決着がつかないであろう。

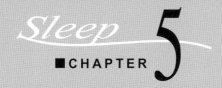

睡眠の7幕

われわれは睡眠パターンが年齢とともに変化することを知っている。幼児期に享受したどこまでも続く至福の睡眠の時代は、加齢とともに長さも質も段々と減少してゆき、外見上、中断され眠れない睡眠の時代に逆戻りする(表2、53頁)。一生の睡眠パターンの変化は、高齢者に好発する疾患でみられる変化と見分けるのは難しいことも少なくない。しかし、臨床でみられるいくつかの睡眠障害の有病率も、加齢とともに変化する(第6章参照)。さらに、これが、睡眠における健常基盤の「自然の」変化の観察を複雑にしている。

ここで、一生を睡眠の7幕(段階)に分けてみた：妊娠期間の睡眠、新生児の睡眠、児童期の睡眠、青年期の睡眠、中年期と更年期の睡眠、老年期の睡眠、最後は認知症の覚醒障害。この「段階」は、もちろん、人為的な区分で、睡眠の変化は、それぞれのエピソードとして個別的に起こるのでなく、一生を通じて連続的に起こってくるものだ。

妊娠期間の睡眠

母体が物語るように、妊娠は睡眠を変化させる：ホルモン変化、身体的不快、胎児の活動、夜間頻尿(夜間に過剰に小用を催す)、下肢痙攣、胸やけが妊娠中の母親の睡眠に悪影響を及ぼす。睡眠障害性の呼吸とレストレス

レッグス症候群（restless legs syndrome）に加えて「妊娠関連睡眠障害」（「妊娠の経過中に発現してくる不眠あるいは過度の眠気の発生」）を含む睡眠障害のリスクも増加する。

　大抵の妊婦は、なんらかの睡眠障害を訴え、妊娠中にその症状は変遷する。夜間睡眠と昼寝が最初の3ヵ月に増加し、1日に1時間も多くなるが、不眠や疲労感の訴えもまた多い。この睡眠時間の増加は、眠気を増し体温を上げるプロゲステロン分泌の急速な増加によるもののようである。しかも、胎児が大きくなり、膀胱を圧迫して違和感を引き起こすため、睡眠障害が増加する傾向にあり、徐波睡眠とREM睡眠は妊娠末期に向けて少し減少する。授乳法が新米ママの睡眠に明らかな関連があることは示されていないが、子どもが1人ではないことや、新生児を扱う不慣れな体験もまた睡眠に悪影響を与える。

　妊娠中、呼吸時に、おそらくプロゲステロンの効果により、いびきと息切れが増加するが、閉塞性睡眠時無呼吸（obstructive sleep apnoea；OSA）の罹患率が、妊娠前のリスクのない女性で増加するかどうかは不明だ。妊娠している母親におけるOSAのスクリーニングは重要だ。これを治療せずにおくと高血圧や子癇前症[注1]のリスクが増加し、胎児の成長を妨げる。レストレスレッグス症候群では周期性四肢運動（periodic limb movements）も妊娠中に増加し、妊婦の約1/5が罹患するが、鉄剤と葉酸の管理治療により改善する。多くの他の抑うつ性障害（第7章参照）も同様に、産褥期うつ病は重症の睡眠障害に関係しているかも知れないが、妊娠中の断

注1）子癇前症（preeclamia）
　　妊娠高血圧症に蛋白尿が加わったもの。日本では現在、妊娠高血圧腎症と呼ばれている。従来の妊娠中毒症（妊娠高血圧症候群）の範疇の1つ。妊娠中の痙攣発作は紀元前のヒポクラテスの著書に記載されていた。後に、これは高血圧、浮腫、蛋白尿が子癇（痙攣）の前兆だということがわかった。

眠がこのリスクを増加させているかどうかは明らかでない。

　発育中の胎児のリズムは母親に同調する。胎児の心拍は、妊娠後期に、母親の心拍、睡眠、体温、メラトニンリズムに同調する。メラトニンは、暗の生物化学シグナルで、胎盤を通過し、メラトニン受容体は新生児の視交叉上核(SCN)に存在する。少なくとも、齧歯動物では、SCNは、出生前に周期性をもっているが、時計の光同調を行う経路はまだ形成されていない。ヒトでも同様に、24時間概日リズムの形成は遅延する(次項「新生児睡眠」を参照)。しかし、胎児は、胎生32週という早期に、静かな睡眠(NREMに相当)、活動的睡眠(REMに相当)と、中間的な睡眠という性質の異なるエピソードで、まだ眠っている。

新生児の睡眠

　子どもが生まれると、睡眠に注意が向けられる——両親は睡眠を切り詰めて活動し、赤ん坊には、多くの時間寝かせようとする。授乳同様、睡眠が、新しい家族生活のことごとくの側面を支配する。赤ん坊が安定した24時間睡眠・覚醒パターン生活でスタートできないということは、新米の親でも直ちにわかることだ。概日時計は、われわれ大人には当たりまえのことだが、新生児では十分にまだ働いていない。新生児では、初めは「ウルトラディアン(ultradian)リズム[注2]」(24時間以下)を示し、不規則ながら約4時間ごとの授乳とともに、一見ランダムな睡眠パターンがみられる。最初の2〜3週は1日に16時間も睡眠に費やす。2〜3ヵ月過ぎても、睡眠の

注2) ウルトラディアンリズム(超日リズム)(ultradian rhythm)
　　概日リズムが24時間リズムであるのに対し、ウルトラディアンリズムはこれより短く、数時間、数分、数秒、数ミリ秒の周期。インフラディアンリズムは概日リズムより長い、数日、月、季節、年、数年の周期、月経周期や冬眠など。

方がまだ優勢だが、段々とより統合され、回数が少なくなり、より長くまとまった眠りとなる。比較的早期に睡眠のホメオスタシス性の制御が出番となり、そして、親は気づきにくいが、およそこの時期には赤ん坊の概日システムも機能を開始する。時計は非24時間リズムを刻み始めるが、まだ24時間の明・暗周期に同調できていない（Kleitman and Englemann, 1953）[文献2]。しかし生後2〜6ヵ月後、明瞭な24時間周期が現れ、主要な夜間睡眠と日中の短い昼寝がみられ、生後6〜12ヵ月間に、周期が固定する（Kleitman and Englemann, 1953）。メラトニンは母乳中に排泄されるため、（日中に絞り出し、夜に与えるより）夜間の母乳が夜間に授乳されれば、これにより若齢期に同調する時間的手がかりを与えられることになる。

　幼年期の睡眠は成人の睡眠とは異なる構造で、発育とともに、著しく変化する。NREM-REM睡眠周期は赤ん坊では60分のみ持続し、成人よりREM睡眠がかなり長い。生後2週には、睡眠の半分がREM期である。これが、生後6ヵ月になると約1/3に減少する。REM睡眠の増加は、赤ん坊が自分の周りの世界を理解し始めると同時に、学習し、記憶すべき大量の新しい情報を整理統合するのに必要である。REMとNREM睡眠は共に脳の成熟に重要な役割を果たしており、したがって、適度な睡眠は新生児の認知機能の発達に極めて重要である。

　規則的な授乳や睡眠の強い概日制御が不十分であることから考えても、安定した24時間リズムの達成は、事実上、生後2〜3週では困難だ。しかし、この初期の段階でも、睡眠環境は睡眠を促進する方法で維持されていて、やがて、生物時計の同期を助けることになる。睡眠環境はできるだけ暗くする必要があり、——暗幕や光を遮蔽するアルミホイルを用いて——夜間の光を遮蔽すべきだ。夜間の光を使う必要があれば、できるだけほの暗い赤色光を使用し、点灯時間を限定する。部屋の静かさを確保し、

子どもをなだめて寝かしつけるために音楽を流すのを避け、寝始めるとすぐに電気を消す。赤ん坊が大きくなるにつれ、明るい昼と暗い夜の24時間パターンの安定したスケジュールをステップアップさせることだ。

　上手に赤ん坊を寝かしつけ、熟睡させるためにうってつけのアドバイスには事欠かず、これについては多くの自己啓発本で溢れているが、この内容はこの章の範囲を超えている。一般的なアプローチの1つは、4〜6ヵ月の赤ん坊に対する「自己慰撫(self-soothing)」であり、赤ん坊が目覚めて泣いたからといって、すぐに両親が、敢えて赤ん坊をなだめようとしないことだ。そうすると、初め数分の短い大泣きで始まるが、何日、何週と段々とその間隔が延びてゆき、自力でなだめてゆくことができるようになる。反対に、このやり方をしないと赤ん坊にとってストレスが多くなり、両親の信頼を損なうばかりか、両親の赤ん坊の泣き声への感受性が低下する；彼らは、両親が揺り動かしたり、授乳したり、おぶって子守唄を歌って子どもを寝かしつけ「両親がなだめてくれる」ことを赤ん坊が好んで催促するようになる。最良の基本的アドバイスは、効き目のあることを実行することで、効果的な方法が見つかるまで、複数の方法を試してみることが必要だろう。

　赤ん坊の睡眠は、児の健康および発達に極めて重要である一方で、両親の睡眠もまた、万人の健康および安全に深くかかわっている。新米の親は、著しい断眠を経験すると、仕事中や家庭で、居眠り運転や事故を起こすリスクが潜んでいることを頭に置く必要があり(第8章参照)、特に、児を同乗させて寝かしつけながら運転するような愚かなことをする場合はなおさらだ。精神健康における断眠の影響もまた、新米両親とその相互関係をさらなるストレス下に置くことになり、時に、危険な結果を招く——多くの両親は、睡眠不足や児が泣き続けることに、「もう限界だ」と音を上げる。

断眠の危険について、思いやりのない他人や記憶が疑われる「元の」親は軽視する。そして、睡眠不足は避けることができないが、新しい子どもが産まれたとき、健康管理者(保健専門職)とサポートネットワークでは、親の睡眠がとれているかに対する気づきと優先度に重点を置く必要がある。寝不足を避ける方策としては、規則的に早くベッドに就くこと、(アイロンかけを後回しにして！)赤ん坊が昼寝をするときに昼寝をとる、寝ている間、家族や友人に2〜3時間頼んでおくことも念頭に置くべきだ。長期に旅行をすることになると、運転者は別室で寝ることにより、数日間はまる一晩の睡眠をとることを確保すること。眠れる機会を逐一逃さず、申し分のない静かな環境で眠ること。これさえやれば、完璧だというわけではないが、睡眠をより高い優先順位に置くことが、この問題解決の助けになる。

子どもの睡眠

子どもはどれだけ睡眠をとればよいか？　答えは、眠れるだけ眠ることだ。睡眠は優先度が最も高く、親はこれを積極的に獲得することを工夫し護るべきだ。睡眠は子どもの発達にとても大事なので、人生の初期に睡眠が不十分だと、長期に、そしておそらく生涯にわたりいかなる影響があるかについて、われわれはさらによく認識しなければならない。

総睡眠時間は子どもの時期に減少するが、一生の最初の数週の約16時間をピークに減少し始め、青年期後期の睡眠時間の中央値は8〜9時間である。NREM-REM周期は新生児の60分から徐々に延長し、2歳で75分、およそ6歳で90分となる。徐波とREM睡眠からなる睡眠の割合は、睡眠段階2が増加するのと対照的に、年齢とともに減少する。外的要因もまた、子どもの睡眠に影響を与え、特に学校の早い始業時間は睡眠の好機を切り詰めることになる(第8章)。この問題は、一層拍車がかかる傾向がある；

例えば、1970〜1990年代の間、米国の3歳児は、一晩に25分間、あるいは、週3時間の睡眠を失っていた。両親が起きている時間帯の制限より、就寝時間帯の制限を優先し、(修正も可能だとはいえ)睡眠優先を怠ると、上記の米国の事例の二の舞になる。

しばしば、幼い子をもつ親の関心事は、昼寝の回数、時間、いくつになると減らしてゆくかの判断だ。疲労感が残らなければ、日中の睡眠は、理屈の上では、夜間の睡眠時間を減らせる余地がありそうだが、実際は、うまくいきそうにない。夜間に充足されるべき睡眠を獲得しないと、大抵の子ども(と成人)は十分に睡眠をとることができなくなるので、昼寝を減らすことは、必要にして十分な回復を子どもから奪うかも知れない。昼寝は、年齢相応であるべきだ。子どもの場合、その日に失った睡眠の埋め合わせするチャンスを利用できるように、夜間の睡眠の機会の緩やかな増加に足並みを揃えて、昼寝の削減を行ってゆくべきだ。その子どもに必要な最大睡眠時間がどのくらいか、両親が理解するまで、睡眠の機会を延長するプランを、数週の間予定に組み入れることが必要だ。

赤ん坊の場合と同様に、子どもの睡眠について保護者向けのアドバイスを載せたおびただしい解説書や自助ウェブサイトがある。これは、本書の範囲を超えているが、見逃されやすい重要な検討事項も多い。入眠困難や、寝ぐずりは正式には「小児期行動性不眠(behavioural insomnia of child-hood)」といわれ、子どもや介護者には難題であり、巧みな睡眠衛生の実践が必要だ。就眠儀式は、子どもの入眠の構えを助けるだけではなく、概日時計に同期し、規則正しい睡眠・覚醒パターンの維持に役立つ。特に重要なのは、睡眠前や睡眠中の調光だ。就寝直前の明るい光は、脳を覚醒させ、概日時計を遅らせる可能性があり、さらに入眠を困難にする。就寝前の儀式は、ほの暗い状態で起こり、光はできるだけ暗くし、寝るときに消すこ

とが必要である。ほの暗い、白熱光を発する、赤めの光源が好ましく、最近の明るめの「青い」LEDタイプの光は寝室では避けるべきである。あまり早くベッドに寝かしつけると、「覚醒維持ゾーン」(第2章参照)に影響を及ぼし、入眠困難を悪化させるが、このことは観察可能なため、経験により避けることができる。子どもはカフェインを避けるべきで、これは強力な興奮(刺激)薬であるため、著しく睡眠を損なう(第8章参照)。

　断眠は、過活動をも誘発し、そして、注意障害や多動性障害などの子どもの行動上の問題に、睡眠不足が関連しているという限定的な因果関係を示す証拠がある。と同時に、慢性睡眠障害は問題行動を悪化させるようだ。親なら誰もが知っているように、疲労が過度に蓄積した子どもは、騒いだり、かんしゃく発作を起こし、不機嫌や怒りっぽくなったり、攻撃的になる。そして、十分な睡眠確保の失敗を繰り返すと、特にカフェイン摂取を伴うと、好ましくない行動を促進させるかも知れないということは想像に難くない。

　小児期のもう1つの睡眠に対する重要な問題がある。小児期の肥満は、産業化された国家に劇的に増加し、これに、閉塞性睡眠時無呼吸(OSA)のリスクの増加が随伴している。OSAは、子どもに特異的ではないが、ごく幼児期に、より大きな健康に対する潜在的影響が潜んでいるかも知れない。第6章で述べるように、OSAは重大な障害で、睡眠中に気道が閉塞し、一時的に呼吸が停止し、呼吸を維持するために覚醒する。このエピソード、すなわち「無呼吸(apnoeas)」は、重症例では、1時間に何十回も起こり、回復性の深い睡眠を獲得できない。OSAのリスクは体重増加とともに増加し、したがって、子どもの肥満は、児童期のOSAの悪化を招く。また、子どもでは扁桃腺肥大の合併もみられ、これがOSAのリスクを増加させる。OSAをもつ子どもは十分な睡眠が得られない。しかも、その結果、日中の

眠気が増加し、さらに、攻撃的で、反抗的な態度、学習や記憶の困難、そして不安、抑うつ、過活動の程度の増加がみられるようになる。また、成人でみられるような、心血管代謝障害が増加するという証拠もある。

思春期と青年期の睡眠

　子をもつ親ならよく知っているように、睡眠パターンの変化は思春期に劇的に変化する。睡眠は遅延し、就床時間が夜遅くになり、覚醒時刻は時には午後になることもある。十代の若者では遅い時間帯へ遅延する睡眠制限傾向があるために、この問題が生じる。生物学的変化のために、十代の若者の姿は、社会や、親の期待からはかけ離れた存在に映り、なまけや意図的な不良行為と取り違えられる。

　思春期では、十代を境に概日時計のタイミングの変化は2～3時間、睡眠時間と概日リズムが遅延してゆく。これは思春期の発達と密接に関係している。特に、男の子は二十代早期になるまで、十代の間に、徐々に「夜型」となる。その後、前進し始め、男子は女子より遅れる。睡眠相遅延障害、概日リズム睡眠障害の有病率は、極端な睡眠・覚醒タイミングの遅延（第6章参照）という形をとるが、思春期の間に最も高くなり、約15％にも上る。

　この睡眠相の変化は、体内時計の期間が延びるために起こるのではなく、概日リズム性とホメオスタシス性睡眠制御の間のタイミングの変化によるものだ。睡眠相の遅延に加え、年長の十代の若者は、徐波睡眠が減少する傾向があり、日中に確立される睡眠圧が遅く立ち上がり、このため、睡眠を誘発するのに必要な、大事なホメオスタシス性の眠気水準の確立に長い時間がかかる。親の方は、年少の子どもほど、入眠臨界閾値に早くに到達すると思っていることだろう。

それでは、この睡眠相の変位の結果、どんな問題があるのだろうか？若者は、多くの睡眠が必要だ —— 睡眠の制限がなければ、一晩に、少なくとも8.5時間必要で、十代の若者ではもっと必要となる。すべての時間をベッドで眠って費やすというわけではない限り、十代の若者は、深夜1時より遅く寝て、登校のための起床時間まで8.5時間の睡眠をとるチャンスを失っている。その結果、週に5日は、彼らの睡眠を大幅に切り詰めることになる。週末に、本来の自然周期に従って眠りにつくと、怠けているといって長いお説教を食らい、なんとか起きていようとし、結局は、「その1日の最も大切な時間帯を台なしにする」。ここにこそ重大な問題が潜んでいるにもかかわらず、(睡眠相の前進した)年長者の大人は、社会的「時差ぼけ」の問題を簡単に片づけて、思春期の生物学と社会的期待の間の矛盾が、思春期、青年期の健康や発達や安全に重大な結果を招くことになる。

　こうした矛盾がいかに過小評価されていることだろうか？　親は、遅寝には生物学的基盤があるとの認識が必要である；コンピュータ・ゲームやテレビは遅寝を促進するが、その主たる原因ではない。その問題の深刻さを知ることも重要である；十代の若者は、本質的に、別の時間帯で生活をしている、十代の若者を午前7時に起床させることは、大人に午前4時に起きろと言っているようなものだから、十代の若者が、反応が乏しく、苛立っていても驚くには当たらない。学校の始業時間を少し遅らせるだけでも、学業成績や学業態度に大きな良い影響を及ぼす可能性がある(第8章参照)。特に週末に、睡眠の時間を確保することは、夜遅くの課外活動やカフェインの使用や睡眠の減少を助長するその他の原因のモニターとともに重要だ。この遅延を完全に修正することは困難だが、徐々に就床時間を前進させ、就床前の活動と夜間光の曝露を削減すると、入眠時刻を早め、睡眠の機会増加の助けとなる。幼い子どもと同様に、睡眠は最優先すべきで、あらゆる機会を利用して睡眠を確保する必要がある。実例を示すと：自分

を含め、家族全体の睡眠を優先し、成人初期の睡眠に対する好ましい態度を育むことは、生涯にわたって、おそらくよりよい睡眠習慣を導くであろう。

中年期と更年期

われわれの睡眠は成人期を通して変化し続ける。概日ペースメーカーが前進するに従い、より一層朝型になり、そして、徐波睡眠とREM睡眠とともに、睡眠時間は短縮する。ホメオスタシス性睡眠制御の安定性が減少し、したがって断眠や日常のワークシフトからの回復が著しく困難になる。睡眠と熟眠感の性差も、中年期に明らかになる傾向がある。女性に関しては、実際に測定すると、睡眠の深さも含め、実際には眠れているにもかかわらず、男性より不眠の愁訴が多い(Groeger et al, 2004)[文献1]。社会要因上も、われわれの睡眠のチャンスを侵食する。出世欲と家庭を天秤にかけ、睡眠を犠牲にして、ワークライフバランスをとろうとするためだ。そして、歳をとるに従い、特に肥満(閉塞性睡眠時無呼吸；OSA)や生活上のストレス(不眠症)など、臨床上の睡眠障害のリスクも増加する。

更年期は、睡眠に大きな影響がある。これには長い睡眠潜時、短い徐波睡眠に加え、睡眠に悪影響を及ぼす症状、夜間の寝汗や気分障害が含まれる。更年期以後の女性は、更年期前の女性のおよそ2倍の不眠愁訴がみられる。しかし、睡眠を客観的に測定するとこの相違は逆転する。このことは、ホルモン状態により睡眠状態の自覚の誤認を招いている可能性がある。OSAのリスクは、更年期後、3倍高くなる。これは、ホルモン依存性の脂肪の再分布によるとされており、しかもこれはホルモン置換手術を受けると減少するようだ。

老年期の睡眠

　多くのヒトは歳をとるにつれて不眠を経験し、避けられない加齢の結果だと納得する。その結果、老年期になると、ヒトは睡眠をあまり必要とせず、あるいは、良好な睡眠をとれないのだと考えられている。しかし健常な加齢では、睡眠の変化が若干起こっていても、睡眠は必ずしも本質的に障害されているとは限らない。睡眠を阻害する多くの医学的、精神医学的な病気の有病率は、年齢とともに増え、薬剤の使用と同様に増加する。睡眠障害のリスクもまた年齢依存性である。

　加齢に伴い、睡眠と覚醒度の両方の安定性が減少し、より分断化され、日中の昼寝が増える。高齢者は、寝付きに時間がかかるようになり、そして、徐波睡眠と REM 睡眠が減少し、睡眠段階 1 と睡眠段階 2 の増加を伴って、睡眠「深度」が浅くなる。中途覚醒はより頻繁となり、睡眠時間と睡眠効率が減少する。睡眠のタイミングは、一般に前進し続け、高齢者は自ら朝型と思っている。十代の若者と同様に ―― 概日時計は、健常加齢では変化しておらず ―― この変位は概日ペースメーカーの本来の期間の変化によるものではなく、どれだけ概日性とホメオスタシス性プロセスが睡眠の相互作用を制御しているかの変化に依存している。睡眠のための概日「窓」(circadian "window") は、老いとともに狭くなり、長くまとまった睡眠を完成する時間に制限をかける。この結果、歳をとると、若者より概日周期の早い相に覚醒することになる。睡眠のための時間的余裕が短いと、老人が獲得可能な最大睡眠時間に影響する；これが長くなると、高齢者(60歳以上)は最大約7.5時間睡眠し、これは、同じ環境条件の若者より約1時間短い。これが、最適な生物学的機能維持に必要な睡眠「欲求(need)」を表しているかどうかは明らかでないが、少なくとも睡眠のための生物学的処理資源の容量(限度)を表している。日々その睡眠の総量に到達できず慢性の

睡眠不足となると、おそらく継時的に、覚醒レベルやパフォーマンスの低下が進行することになる。しかし、興味あることに健康な高齢者は若者に比べ急性の断眠に影響されることが少ないようだ。若者の場合は、一般に24時間以上起きていて、仕事(作業)を遂行するのは難しく、これは居眠り運転の自動車事故が若者で高率だということを物語っている(第8章参照)。

高齢者は、夜間に分泌されるホルモンのメラトニン産生が少ないため、睡眠に関する問題が多いとよくいわれる(第2章参照)。平均的に、高齢者は若年者よりメラトニンレベルが低い。これは松果腺のメラトニン産生容量が減少しているためで、しかも概日リズムの振幅の全体的な低下もみられる。健康高齢被験者を調べると、メラトニンレベルと概日リズムは若い被験者と同じくらい健全であるが、これはメラトニンの減少にはなんらかの病的な原因が隠れていることを示唆している。メラトニンの「補充療法」── 高齢者に対する睡眠補助薬として、合成メラトニンを投与すること ── は睡眠改善に有効ではない。これはメラトニンのレベルが低いこと自体が、睡眠問題の要因ではないことを表している。しかし、はっきりとした明・暗周期に自らを曝露することで概日リズム性を強化することにより、高齢者の睡眠と睡眠行動を改善する可能性が担保できる。このことは、以下の認知症の項目でも扱う予定である。

その他にも、睡眠に影響を及ぼす加齢に伴う原因が潜んでいる可能性がある。加齢とともにわれわれは、眼球のレンズが色素沈着により徐々に黄色になる。これは、レンズを通しての光透過を変化させ、短波長すなわち青色光[注3]の透過量を減少させる(25頁参照)。青色光は、概日時計をリセッ

注3) 青色光(ブルーライト：blue light)
青色光は、高エネルギー可視光線(high-energy visible light；HEV light)に含まれる。HEV lightは可視光線の高周波数側の光で、分光分布の波長380〜530 nmの紫から青色の光を指す。HEVは加齢黄斑変性の原因とされる。

トするのに効果的な波長(第2章参照)であるため、青色光の曝露の減少は、概日リズム睡眠障害のリスクを増加させる。このことにより、なぜ高齢者の方がより睡眠相が前進するかがわかる。同様の考えが白内障にも当てはまる。使用に最適のタイプのレンズ置換についての議論があるが、白内障は光のスペクトル全体にわたり、光をブロックしてしまう。加齢により黄色くなったレンズかあるいは青色光を透過する若いレンズを模擬した人工眼内レンズが利用可能だ。これは、概日リズム睡眠問題に役立つことが期待されるかも知れないが、何人かの研究者は、青色光をブロックしないことは、眼の損傷のリスクを増加させ、特に高齢者で一般的な眼の疾病である年齢依存性の加齢黄斑変性(ARMD)[注4]のリスクが増える。これは屋外で特に仕事をしてきたものにみられる。多くの研究は、目下、この問題を検討中で、陪審員は最終的な評決には至っていない。

温度調節が、入眠、快眠の重要なファクターで、温度調節がよくないことと、不眠の愁訴とは関連する。(血液)循環の低下も1つの潜在的な原因で、高齢者の不眠の愁訴に関係している。入眠すると、中心体温は本来の自然の概日リズムの変化より早く低下し、四肢末梢(手と足)の体温低下も随伴する。循環の低下と冷えた手足は、これ以上熱を失うことができず、寝入るのにさらに時間がかかる。手足を温めると、血管拡張を引き起こし、身体の熱放散を増加させ、眠気を増し、入眠しやすくなる。だから昔のおばあちゃんは正しかった──身体全体の放熱を促進し、寝やすくするベッドソックスとナイトキャップは名案だ[注5)-7)]。

注4) 加齢黄斑変性(age-related macular degeneration ; ARMD)
　　 眼の網膜の中心部にある黄斑部が変性する疾患で失明の原因になる。加齢に伴ったものと考えられている。視野の歪み(変視症)、視力低下が出現。自覚的に気づかないことも少なくない。最近いくつかの治療法が開発されてきている。

注5) 本文中のベッドソックスとナイトキャップの効用について、頭と足を温める方法は、寒い英国やヨーロッパの寒い時期に特に当てはまる。これに対し、「頭寒足熱(ずかんそくねつ)」という諺もあり、これは足を温めて頭を冷やす快眠法である。日本の蒸し暑い夏には、冷たい枕が有効だとされる。

認知症[注8]

　認知症は、加齢の必然的な結果ではない。高齢者において広く分布し、85歳の50％に上り、年齢依存性に罹患する。この、およそ2/3のケースは認知症の原因であるアルツハイマー病[注9]だ。

　加齢や認知症では、多少、睡眠・覚醒や休息・活動の周期に破綻をきたした症状がみられ、これが認知機能の低下に拍車をかける。概日ペースメーカーの細胞数は加齢とともに減少傾向を示すが、アルツハイマー病では著しく減少し、時計細胞のリズム性振幅の劇的な減少を伴っている。時計細胞からのリズム性シグナル強度の減少が、加齢の進んだ高齢者や認知症で観察される日々のリズムの脆弱化のもととなっている可能性がある。夜間徘徊や慢性の睡眠障害の身体的リスクによる、休息・活動パターンの障害は、介護者が、認知症患者を施設収容する判断の主な理由となる。このた

注6）ナイトキャップ（night-cap）
　　　就寝中に被る帽子。女性用はニットなどの柔らかいもの、男性用はサンタクロースの帽子。もともと寒さから頭を守り安眠のために用いられたと考えられる。童話「赤ずきん」のおばあさん（あるいはこれに化けた狼）が被っている帽子。

注7）寝酒の意味でも用いられる。寝酒は入眠を助けるが睡眠の質を低下させる。ナイトキャップ・カクテルはカクテルの一種で、卵黄、オレンジ・キュラソー、アニゼットを混合したブランデーベースのショートドリンク。

注8）認知症（dementia）
　　　アルツハイマー病がよく知られているが、さまざまな認知症がある。認知症の症状には、中核症状と周辺症状といわれるものがあり、前者は、必ず起こってくる脳の一次的な障害で記憶障害や認知機能障害などである。後者は、環境要因などにより反応性に生じる幻覚・妄想をはじめさまざまな症状で必発ではない。生体リズムの脆弱化を基盤に、昼夜逆転やせん妄が起こりやすい。

注9）アルツハイマー病（Alzheimer's disease）
　　　ドイツの精神科医アルツハイマーが、1907年に、認知症の症状をもつ患者を初めて報告し、クレペリンが同様の症状をもつ患者をアルツハイマー病と呼ぶことを提唱した。現在、神経原線維変化、老人斑などと呼ばれる脳神経病理変化を示すことがわかっており、症状は記憶障害をはじめ広範囲の認知機能障害がみられ慢性進行性である。

め、軽度から中等度認知症患者における休息・活動障害(rest-activity disturbance)の初期在宅治療は、介護が必要になると、遅いかも知れない。

　認知症関連の休息・活動障害に対処する有望なアプローチは、健全な明・暗周期の欠如に腰を入れて取り組むことだ。この明・暗周期の欠如は、しばしば患者や高齢者において、特にケアホームの生活で経験される。オランダでの大規模な前向き研究では、ケアホームに入所中の認知症患者は、室内光が午前10時から午後6時まで(標準光が約300ルクスのところ)約1,000ルクスまで上げると、認知機能の低下率が著しく緩やかとなり、日常機能とうつ病と睡眠が改善した。これらの改善は、薬物療法で得られた結果と同等であった。正確な作用メカニズムは不明だが、光には、概日性のリセット効果に加え、急性に覚醒させる特性があり、このため適切な日中の光照射は、覚醒と認知機能を改善する働きがある。より健全な明・暗周期に曝露することもまた、睡眠・覚醒パターンを安定化し、睡眠を改善し、これ自体が認知機能低下を遅らせることの助けとなる。光はまた、うつ病評価尺度スコアが著しく悪化する原因となる季節性感情障害(26頁参照)などにおいて、場合によっては、気分の上昇や臨床上の抗うつ効果がある。

　このアプローチは、認知症のすべての症状の万能薬ではないが、簡単で、良好な睡眠・覚醒パターンやより良好な睡眠を促進する非侵襲的かつ安価なアプローチで、認知機能低下率やうつ病を軽減する可能性がある。このアプローチは、認知症に限らず；病院やその他の療養所、学校や大学、われわれの家庭における適切な明・暗周期の強化と同様に、高齢者の毎日の明・暗周期の強化、特に、毎日外出しないものにはおそらく有効だ。新生児から高齢者まで、暗い夜と明るい昼を最大限に利用することは、健やかな睡眠と概日リズムの制御に重要だ。

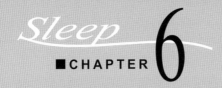

睡眠が障害されるとき

　われわれは快眠できているときは、それが当たりまえのことだと思っている。あいにく、ヒトの約1/3は、一生のうちのいつか、少なくとも約75種類の臨床上の睡眠障害の1つに罹患する。正式な診断を受けなくても、多くの人は睡眠の問題をもつことになる。こうした睡眠障害は、おそらく、死別や離婚のような外傷体験の結果として、一時的あるいは慢性、終生の問題となる。あるものは、自身の日常行動からもたらされ、例えば、夜勤、過度の体重増加など、さらに痛みや病気や薬剤の使用も関係する可能性がある。原因にかかわらず、睡眠障害は、生活の質（quality of life；QOL）を劇的に障害し、長期にわたり、健康や幸せな生活の確保に有害である。眠れなくならないと、多くの人々は睡眠がもたらしてくれる恩恵を認識しない。

　睡眠障害は、睡眠障害国際分類(ICSD-2)では8タイプに分類されている：I.不眠症、II.睡眠関連呼吸障害、III.中枢性過眠症、IV.概日リズム睡眠障害、V.睡眠時随伴症、VI.睡眠関連運動障害、VII.孤発性の諸症状、正常範囲と思われる異常症状、未解決の諸問題、VIII.その他の睡眠障害。すべての睡眠障害をレビューするのはここでは不可能なので、参考文献の項で挙げたさらに詳しい参考書をご参照頂くとして、ここではごく一般的な病気で、健康や社会に重大な影響を及ぼすものについて検討したい。

不眠症

　不眠症は、特殊な病気ではなく、眠れないとの愁訴をもつ広い概念の症状であり、最も一般的な睡眠に関する愁訴である。これにはさまざまな不眠愁訴の相異がみられる；不眠症患者により入眠困難（入眠障害性不眠）のもの、入眠困難がないが、中途覚醒があるもの（睡眠維持困難性不眠）、そしてあるものは早朝覚醒の愁訴などだ。ライフイベントに伴い、急性に始まりすぐ改善する一過性不眠症がある一方、不眠症の中には、十分に睡眠がとれたと感じられず、生涯長く不眠と戦う人もいる。不眠症は多くの精神障害（第7章参照）と関連があり、また、痛みや、リウマチ性関節炎やパーキンソン病などの病気や、胸やけ、あるいは、アルコール依存や薬物依存が関係している可能性がある。不眠症患者の中には、自覚的な睡眠あるいは睡眠のニーズと、実際の客観的睡眠の間に乖離がある者もいて、これは「睡眠状態誤認」あるいは「逆説性不眠症」といわれ、不眠症患者では本人の自覚より長く眠っている。患者は、しばしば、朝、回復感がなく、眠気、疲労感、不快感、注意、集中力、遂行力の問題、気分の落ち込み、エネルギー低下や苛立ち、眠気に関連した仕事上や運転中の事故がみられ、睡眠についてのさまざまな不安を訴える。臨床診断には、これらの症状が、通常、少なくとも1ヵ月は持続しなければならない。

　成人の40%は一生のうちで、いつか不眠症に罹患し、15%は慢性化する。女性は、男性より不眠症を訴えるものが多いが、実際は実験的に計測すると女性の方が長く睡眠をとっている傾向がみられる。不眠の愁訴は加齢とともに増加し、65歳以上で半分にも達する。高齢者では、一晩に少なくとも1度は起きてトイレに行かねばならない状態が出てきて、これを夜間頻尿（nocturia）といい、高齢者の1/3（但し若い成人にもみられる）にみられるが、このために、しばしば睡眠が障害される。そして、不眠が慢性化す

ると、健康被害や死亡率の増加を招くことになる。

　不眠の原因は複数だが、不眠症患者の場合は、一般に3つのカテゴリーに入る。不眠症の遺伝性素因をもっている場合は、過覚醒を示し、睡眠のホメオスタシスの働きが減少し、この結果、入眠困難や睡眠維持困難をきたす。不眠症の有病率を増加させる促進因子も存在し、ライフイベントや病気、夜間頻尿、治療薬服薬、薬物、アルコールなどが含まれる。あとは、寝室でのテレビの視聴やパソコンの使用；夜遅くの運動や食事、明るい光を見るなど；カフェイン乱用；日中の昼寝；眠れないことへの心配など、不眠症をきたす行為を延々と続けると睡眠をさらに困難にさせる。3つめは、条件反応（"学習された"不眠）で、これにより、不眠症患者は悪循環に陥る。つまり、ライフイベントにより急性の不眠症となり、眠れるだろうかという心配が始まり、この心配が入眠を妨げ、これがさらなる心配行動を引き起こし、寝つきを遅らせ、さらに入眠困難に拍車をかけ、ますます不眠の心配をすることになる。この悪循環を断ち切ることが、不眠症治療では重要な構成要素で、悪循環が持続する要因を取り除き、睡眠衛生を改善することがこの治療には欠かせない。

　メカニズムは解明されていないが、未治療の不眠症は、健康問題と深い関係がある；いくつかの病気では不眠症状を示す。また不眠症は、一次的な疾病として生じ、その後、他の病気に発展するリスクを増加させる。不眠症や不十分な睡眠は、心疾患、脳卒中、うつ病のリスクを増加させる。不眠症は、精神疾患の共通の症状でもある（第7章参照）。睡眠が精神障害の一次的な原因ではないが、睡眠問題の手当ては、日中の眠気や気分を改善し、患者の健康機能を回復させ、日々のよりよい生活構造を提供してくれるかも知れない。

治療の選択は、不眠症を引き起こしている原因によって異なる。適切な疼痛管理や死別反応からの回復過程のような不眠症の本来の原因に前向きに取り組むことにより、症状を緩和することができるが、不眠症自体に対処する治療も必要で、最も一般的な、薬を使用しないアプローチには、刺激コントロール法、睡眠制限療法、リラクゼーション治療がある。そして、これらのうちいくつかあるいはすべてを、認知行動療法(CBT)[注1]と組み合わせることができる。こうしたアプローチは、睡眠習慣を再構築し、不眠の原因となっている条件づけられた行動を取り除く効果がある。数週間のスーパービジョン(管理)のもとに、患者は不眠の原因となっている不安に向き合い、調和した睡眠・覚醒スケジュールを保ち、就床前にリラクゼーション技法を行い、テレビやパソコン、電話、システム手帳、寝室の光などの刺激を取り除き、カフェイン飲料を飲む習慣を正し、1日の早い時間帯に運動をするといった、より適切な睡眠習慣が身につくようになる。眠れないときは、ベッドで何時間も眠れないまま横になっていることを患者に思いとどまらせることになるが、眠ろうとする普段の行動習慣を反復せずに、起きてどこか薄暗い寝室以外の場所で、何か軽い活動をするように助言する。睡眠制限療法も利用されており、これにより、患者は高い睡眠効率が得られる。これは、初めベッドに入っている時間を制限(例えば6時間に)し、覚醒したままでベッドにいる時間を減らし、このベッドにいる時間を、高い睡眠効率が得られるまで段々と延長してゆくのだ。こうした技法は、悪い習慣を改めて、適切な睡眠衛生に置き換えるように設計されている(表3)。患者が治療に協力的ならば、認知行動療法(CBT)には、高い

注1) 認知行動療法(cognitive behavioural therapy：CBT)
　　患者がもつ個々の行動面、認知面、身体面の習性に焦点を当て客観化し、十分に時間をかけて認知行動パターンの歪みを修正していく方法。うつ病治療やさまざまな精神疾患に用いられる場合がある。不眠症などでは、不眠となっている認知行動パターンを洗い出し、修正していくことになる。患者本人の十分な理解と自主性が不可欠であるといわれる。

表3. 健康人のための「睡眠衛生」のコツ

禁止事項	推奨事項
寝室にテレビを置く、ベッドでテレビを見る	毎日同じ時間に、就寝、起床を心がける
寝室でのパソコン使用、ベッドサイドに電子機器を置いて寝る	寝室の使用は、睡眠とセックスのみに限る
就寝直前の議論や過激な運動	毎日、なるべく朝と午後に、規則正しく運動をする
午後の後半や夜カフェインを摂る	規則正しく戸外の光を取り入れる
睡眠のためにアルコールやその他の補助薬の使用	寝室の室温を、ほどよい涼しさに保つ
空腹あるいは満腹で床に就く	睡眠時、寝室の安静を保ち、耳栓の使用
他人の睡眠薬を服用する	暗幕カーテンを用いて寝室を暗くする。あるいはアイマスクを使用する
睡眠のために市販薬を使用する（抗ヒスタミン薬など）	手足を温め、ベッドソックスをはく
20分以上昼寝をする	軽い昼寝をとる
一晩中電気をつける（但し、必要な場合はできるだけ薄暗い、赤いオレンジ色の光にしてもよい）	就寝前の1〜2時間はできるだけ電気の光を薄暗くする
眠れないことを心配する	リラクゼーション訓練や瞑想などの就床前の緊張緩和になることを行い、温浴、温かいノンカフェイン飲料を摂る
あなたの睡眠不足や睡眠時間に関して他人の意見に左右される	必要とする睡眠量は自分の身体に聞きなさい

長期治療効果がある。

　催眠薬物あるいは、「睡眠薬」は一般に不眠症治療に用いられ、英国だけで1,000万枚以上の睡眠薬の処方箋が出ている。薬物治療の対象となる範囲は、睡眠導入効果で、不眠症治療の古典的なアプローチには、精神安定剤や鎮静作用のある抗うつ薬、非うつ病患者の抗精神病薬の適応外使用が含まれていた。今日では、不眠症治療に承認されている最新の睡眠薬には、短時間作用性のベンゾジアゼピン［テマゼパム（Temazepam）、トリアゾラム（Triazolam）、エスタゾラム（Estazolam）］、ベンゾジアゼピン様効果と

して働くが化学構造が異なる「Z-drug」[ザルプロン(Zaleplon)、ゾルピデム(Zolpidem)、ゾピクロン(Zopiclone)、エスゾピクロン(Eszopiclone)]がある。これら薬物では、半減期(体内濃度が半減するのに要する時間；効果持続時間の尺度)が異なり、ごく一般的には、1〜11時間の範囲のため、薬剤選択には、長い十分な睡眠を得ることと日中活動機能に対する潜在的な副作用の間のバランスをとる必要があり、特に、高齢者では朝の転倒事故(転落事故)と運転能力障害をきたすリスクがある。夜間覚醒後の健忘など、薬剤の中には、ある環境下で不適切な作用をきたす潜在的なリスクが潜んでいるものもある。

　現在使用中のガイドラインでは数週のみに使用を限定するよう推奨されているが、しばしば、さらに長期処方されており、薬物依存のリスクを高める。患者は、同等の効果を得るためにその投薬量増量(しばしば許可なく)を望み、服薬を中断すると、退薬症状や反跳性不眠をきたす。さらに、最近では、メラトニンやメラトニン受容体作動薬が不眠症治療に承認されてきた。これらは、依存のリスクはないが、効果に限界がある可能性がある。

　また、不眠症をもつ患者の40％は、アルコールや処方箋不要の市販の補助薬、未検討のハーブ治療など、自己療法をしている。アルコールはしばしば、寝つきを助けるが、アルコールの睡眠促進効果は、時間の経過とともに急速に減少し、飲酒は、夜間頻尿などを伴い睡眠障害を増加させる。いくつかの抗ヒスタミン薬は、脳内のヒスタミン作動性の覚醒効果をブロックするために眠気を誘発する(第3章)。
　中枢神経系刺激薬、いくつかの降圧薬、呼吸器治療薬、うっ血除去薬(鼻詰まり薬)、ホルモン置換療法、化学療法薬、ダイエット剤、ニコチン、カフェインなど、いくつかの治療薬や物質は不眠症の原因になる(第3章)。

睡眠関連呼吸障害

　睡眠関連呼吸障害は睡眠の愁訴では高い割合を占める。最も一般的なものは、閉塞性無呼吸症候群(OSAS)注2)で、反復する、気道の部分的あるいは完全閉塞(無呼吸)が特徴だ。患者は上を向いて眠ると、空気の供給が途絶え、息が詰まるために覚醒する。無呼吸は、騒々しい喘ぎ声を伴い、ベッドパートナーはこれを頻繁に聞かされる。これは単なるいびきのレベルを超えているが、大きいいびきをかく人にはOSASのリスクがある。無呼吸は、少なくとも90％気流の低下、少なくとも10秒間持続し、血液酸素レベルが3〜4％下がることにより定義される。このエピソードが1時間に15回以上[無呼吸-低呼吸インデックス(AHI)15以上]が正式なOSASの診断根拠となる。しかし、少なくとも1時間に5回は、「軽症」OSASと考えられ、健康上の危険性がある。1時間に30回以上では、「重症」に入る。著しい重症例では、1時間に100回呼吸が止まる。このような正規の睡眠の中断は、患者が深い徐波睡眠に入ることを妨げ、覚醒に引き戻す。このため、疲労が回復せず、認知機能障害を呈する。居眠り運転の衝突はこの患者群で特にリスクが高く、治療しなければ、事故のリスクが7倍に上がる。2〜3分ごとに不意に起こされる不快の反復も、心拍をさらに不安定にし、血圧を上げ、脳卒中や心臓発作のリスクを上げる；未治療のOSAS患者は心臓発作や脳卒中で死亡するリスクは2〜3倍に上がる。彼らは、インスリン抵抗性の糖尿病のリスクも上昇する。

　OSASは中年、肥満患者、特に男性に有病率が高いが、更年期後の女性

注2) 閉塞性無呼吸症候群(obstructive sleep apnea syndrome；OSAS)
　　睡眠時、上気道の閉塞により、頻回の呼吸停止と大きないびき、日中の著しい眠気を主徴とする。結果として眠気による交通事故や作業能率低下をきたし、心循環器系の合併症(高血圧、虚血性心疾患など)、認知症や脳血管障害の遠因ともなる。

も同様にリスクが高い。肥満［通常、肥満度指数（BMI）で定義され、身長に対する体重の割合（kg/m²）が30以上］と、首周りの脂肪の増加は、上向きになって眠ると気道を「閉塞」するので、頸部のサイズが大きいことがOSASのリスクの有力な指標となる。非常にBMIが大きい場合には、事実上OSASの診断が確定だ。未治療のOSAS患者で、居眠り運転衝突事故のリスクが高率であるとすると、高いBMIの業務ドライバーはすべて運転免許を発行する前にOSASのスクリーニングを行い、治療をする必要があることになる。公共の安全のために、業務トラック運転手、パイロット、船長、列車運転手、また、その他の公衆と関連する安全関連専門職（警官、消防士、医師、看護師）に限らず、すべてのドライバーにこの要件の適応も検討することができるはずだ。OSASスクリーニングプログラムに焦点を当てることは個人レベルの健康と公共の安全の両方の利益につながるだろう。

しかし、OSASは肥満患者のみに起こるとは限らない。やせ型の人でも、気道閉塞を起こす解剖学的変化によりOSASは起こる。この解剖学的変化とは、圧力がかかると閉塞しやすい短い気道や、気道を部分的に閉塞する大きい舌、扁桃肥大、異常な顎の形も含む。

これには、いくつかの治療法が適応可能だ。最も一般的なものは経鼻的持続陽圧呼吸法（CPAP）で、患者は鼻または口を小さなマスクで覆い、睡眠中、気道が閉塞しないように気道の奥に向かって空気圧をかける。このマスクは装着に慣れるのに2〜3日要するが、CPAP治療は、非常に有効で、非侵襲的で、使用が比較的簡単だ。OSASの初期治療には、しばしば減量も推奨されている。舌が気道を閉塞するのを防止するために、歯科用治療具の装着や、顎を少し整復するなど、原因によっては、その他のアプローチの方が適切な場合もある。少数例では扁桃切除術や顎の形成手術を

行う場合もある。有効な治療を受けた OSAS 患者は、日中の覚醒や認知機能の改善に気づき、如何に以前は眠気が強く、不健康な状態にあったかを認識するようになる場合が少なくない。

　中枢性睡眠時無呼吸症候群は、睡眠中に呼吸障害が起こるということでは、OSAS と同じ仲間に入るが、どちらかというと、一般的なものではない。OSAS とは対照的に、中枢性無呼吸では気道は開いているが、患者は呼吸を行う努力の方に異常があり、いわば呼吸をする努力ができない。これは、睡眠中の中枢神経系呼吸制御の変化、肺疾患、心血管系疾患、例えば、うっ血性心不全や脳卒中後といったさまざまな問題により起こる。これらの疾患では、無呼吸や血中の二酸化炭素濃度の上昇をきたし睡眠を中断するなど、さらに、呼吸努力の自動的引き金を引かなければならないイベントに対して反応が低下していることが本態だ。同様の問題が標高の高い地域に行く場合でもみられる。

過眠の中枢神経系の原因

　このカテゴリーの障害は、日中の過度の眠気（過眠症）の症状のことを表していて、睡眠時無呼吸や概日性障害やその他の睡眠問題によるものでなく、脳における内因性の「中枢性」障害によるものである。3タイプの障害があるといわれており、中でもナルコレプシーが最もよく知られていて、文字どおり「睡眠発作」で、これは、（活動時であっても）否応なしにやってくる睡眠、正規の居眠り、過度の日中の眠気で特徴づけられる。夜間の睡眠も、分断され、まとまりに欠け、患者は REM 睡眠期の睡眠麻痺、REM 睡眠様状態の覚醒への進入を体験する。ナルコレプシーにはサブタイプがあるといわれており[注3]、特に、カタプレキシー（cataplexy）を有するものとないもの、そして身体疾患（頭部外傷、パーキンソン病、多発性硬化症）

によるものである。カタプレキシーとは突然の筋緊張の低下、文字どおりどっと崩れるように倒れる、一過性の筋力低下で、覚醒を維持したまま数分持続し、しばしば、笑いや驚き、時には怒りのような情動的な反応がきっかけとなる。カタプレキシーは驚愕反応である可能性がある。患者の中には、症状の軽いものもあり、一時的に顎が落ちる、膝の力が抜けるなどが生じる。

ナルコレプシーは稀で、人口当たり0.2％以下が罹患するが、生活に支障をきたす疾患である。最近、ナルコレプシーの基盤を理解するうえで、大きな進歩があった。第3章にレビューしたように、オレキシン[注3]（ヒポクレチン）は睡眠・覚醒の重要な構成要素である。オレキシン神経の活性化は覚醒を駆動し、夜間のオレキシンレベルが低いと睡眠を駆動する。オレキシンは双方向型スイッチを押す指といわれていて、睡眠と覚醒状態の間の変化の割合を調整し、統合された覚醒や睡眠のエピソードを維持することを促進する。

ナルコレプシー患者はオレキシン水準が非常に低く、オレキシン産生細胞が少ない。このため、正常な睡眠・覚醒パターンの維持に必要な制御メカニズムが欠如している。まだ、根本的治療法はないが、症状のいくつか

注3）ナルコレプシーのサブタイプとオレキシン
　　ICSD-2のクライテリアでは、ナルコレプシーのサブタイプとして、カタプレキシーを伴うナルコレプシーとカタプレキシーを伴わないナルコレプシー、身体疾患によるナルコレプシーに分類しており、DSM-5では5種類に分類されている。最初の2つは、カタプレキシーを伴わないがオレキシン欠乏を伴うナルコレプシー、カタプレキシーを伴うがオレキシン欠乏を伴わないナルコレプシーとされている。
　　オレキシンは神経ペプチドの1つで、摂食行動の制御因子の1つとして注目を集めたが、近年、覚醒維持に重要な役割があることがわかってきている。最近使用可能となった睡眠薬のスボレキサントは、オレキシン受容体拮抗薬で視床下部のオレキシンニューロンに働き、オレキシンの受容体への結合をブロックし、過剰に働いている覚醒システムを抑制して睡眠を誘導するとされる。

は対処可能だ。例えば、過度な眠気を解消するための刺激剤を用いる方法などもある。

　その他の過眠症、特発性過眠症(原因不明の日中眠気)と反復性過眠症[注4](反復性、発作性の日中の眠気と認知機能障害)は稀で、十分に解明されていない。反復性過眠症はクライン・レビン症候群(Kleine-Levine syndrome)にみられ、認知機能障害、焦燥、攻撃性と同時に、過食、性行動亢進の症状が随伴する。月経周期に関係した過眠症もまた、このカテゴリーに入る。特発性過眠症では、患者は過度な日中の眠気、昼寝では気分が回復せず、しばしば覚醒に対する著しい睡眠慣性(いったん眠ると覚醒させるのが著しく困難)に苦しむ。患者の中には夜間も長時間睡眠エピソードを有するものもある。この疾患の背景には、自己免疫あるいは遺伝性基盤があるかも知れないが、日中の眠気症状に対処する治療法は、今のところ限られている。

概日リズム睡眠障害

　概日周期の異常な時間帯に、意図的に睡眠をとる、あるいは、なんらかの理由でその時間帯に眠くなるのが概日リズム睡眠障害(CRSD)だ(D.J. Dijk and C.A. Czeisler, 1995)[文献4)5)]。睡眠開始と睡眠維持が容易なときの毎日の周期内の時間の窓が狭く限られていて；この時間窓以外で眠ろうとすると、睡眠開始と睡眠維持が困難になる。概日リズム睡眠障害は自己誘

注4)　反復性過眠症(recurrent hypersomnia)
　　　心的過労や風邪などが誘因となり、頭重感や疲労感、注意力低下などの前駆期を経て、約1週間の過眠期が出現する。排尿、便意を除いて、ほとんど眠り続け、この間の覚醒状態では、見当識はほぼ保たれるが、無気力、注意の持続は困難で、軽い意識障害が存在するといわれる。過眠期に過食がある場合、クライン・レビン症候群といわれる。

発性、環境誘発性、あるいは、睡眠の概日機構における内因性の障害による。この障害は、特に、あるグループで有病率が高く、例えば思春期の睡眠相後退型、老年期の睡眠相前進型、全盲者の非 24 時間睡眠・覚醒障害、認知症患者の不規則睡眠・覚醒障害だ（第 5 章参照）。

　CRSD の治療は、正しい概日周期が生じるように睡眠のタイミングを変えることや、希望する睡眠時間帯に合わせて概日ペースメーカーをリセットし、保全することが必要である。最も強力な同期のための仲介ツールは明・暗周期とメラトニン治療だが、臨床ガイドラインの正式の治療用途は限定されている。光とメラトニンは「クロノバイオティクス（chronobiotics）」と考えられていて、概日時計の位相を変え、あるいは、1 日の投与時刻の相異により異なる効果をもつ。その効果の方向と大きさは、位相反応曲線（PRC）により表現される——例えば、夜遅くに光を利用すると、概日時計を遅い時間にシフトさせる（遅延させる）。一方、早朝の光の曝露は、概日時計を早い時間にシフトさせる（前進させる）。メラトニン治療を行うと、異なる PRC を示す——夜間のメラトニンの投与は、概日時計を前進させ、一方、朝のメラトニンは遅延を引き起こす。こうした性質は、概日時計を希望の時間に調整するために、明・暗またはメラトニン治療の時間を定めるために用いることができる；睡眠相前進型には、夜の光、朝のメラトニンが、概日時計を遅延させ、一方、睡眠相後退型の治療には、朝の光と、夜間のメラトニンが、概日時計を前進させる（Arendt and Skene, 2005）[文献6]。日中の自然光も、ライト'ボックス'いずれも、CRSD の治療に用いることができる。誤った時刻の光曝露を最小限にすることは、その効果を水の泡にしないためにも重要だ（第 9 章参照）。メラトニンはほとんどの国の医療機関で処方可能だ（米国では処方箋なしで使用できる）。しかし、医師の多くは、その時間調整法の専門教育を受けるわけではない。このため、しばしば服用時間が不正確になり、多くの患者はメラトニンの潜

在能力の恩恵にあずかれない；臨床ガイドラインのさらなる明確化が必要だ。メラトニンとメラトニン様薬剤（「作動薬」と呼ばれる）も、軽度の「催眠効果」、あるいは睡眠促進効果があり、これは自然の体内メラトニンが産生されていないとき（真昼間）に最も効果があり、これが、正確に時間が合っているときと、「誤った」概日位相のときに睡眠をとるときの、両方の概日時計をリセットすることを助けるので、シフトワーカーと時差ぼけの両方の場合に有用だ。メラトニンとその作動薬は不眠症治療に承認されてきたが、一方で、非概日リズム睡眠障害に就寝時に利用してもとりわけ効果があるとは限らない。

睡眠時随伴症

夢中遊行、夜驚、悪夢、夜尿症［「遺尿」（enuresis）］、睡眠時食行動、うめき（いびき）など、睡眠時随伴症は「睡眠時に随伴して」起こる。12のカテゴリーがあり、異常な運動、情動、夢、行動が睡眠中や、睡眠から覚めるときに生じ、患者やベッドパートナーが驚き、時には危険なことになる。患者は「目的指向」の行動を示し、これはその時点で彼らにはそれなりの意味があるが、正常の価値基準からは高度にかけ離れた異常だ。これらの行動は、意識のない状態で生じ、意図的なものではない。もしも、睡眠時随伴症状の最中に、肉体的、性的な暴行行為に及んだことで起訴される場合など、しばしば訴訟事件のケースで大きくクローズアップされる原因となる。

錯乱・覚醒状態（睡眠・覚醒障害）、夢中遊行、夜驚症、悪夢、夜尿症は、大人ではあまりみられないが、子どもでごく一般的にみられる。錯乱・覚醒状態（睡眠・覚醒障害）、夢中遊行、夜驚症は、夜の初期の徐波睡眠の間に起こる傾向があり、精神的な錯乱状態や、時には、不適切な行動を示す。これらは複雑に絡み合い、会話や大声や歩行、食行動、車の運転まで行い、そ

❸ 目の見えない人が毎日異なる時間帯で生活する —— 非24時間睡眠・覚醒障害

　概日時計を合わすために光は非常に重要な環境シグナルだとすると、「ヒトは光を感知する機能を失うとどうなるのか？」は、誰もが考える疑問だ。不幸なことに、全盲の方、特に眼球を失った方は、1日24時間に同期を維持することができず、体内時計と1日24時間の社会生活時間の間の同期ができないために「非24時間睡眠・覚醒障害」になる。この障害の特徴は、睡眠周期の問題で、患者は、数週は望ましい睡眠をとり、その後に、数週間、過度の日中の眠気や昼寝を伴った不十分な睡眠パターンが巡ってくる。さらにその後、再び望ましい睡眠時間が戻ってきて、この循環は終了することはない。この周期の間隔は個体の体内時計により決定され、これはヒトでは23.6〜25.1時間だ。例えば、24.5時間の体内時計をもったヒトは、十分に「概日」周期を一巡り（24.5時間周期を一巡りするために0.5時間/日）するのに、49日間（7週間）かかる。1日あたり30分睡眠時間がずれても、さほど変化が自覚されないが、そのうちそれが積もり積もって、概日時計は24時間脱同期し、患者は日中眠くなり、夜間に覚醒する。例えば24.1時間などと速い体内時計の人は、体内時計が「一巡」してくるのに、241日あるいは8週を要し、それぞれの周期において、4ヵ月は良好な睡眠で、4ヵ月は睡眠が悪化する。患者のみならず医師も睡眠周期障害とは認識しないし、睡眠時間の延長や日中の眠気が著しいと、うかつにも、不眠症や、ナルコレプシーと診断するかも知れない。

　毎日、24時間ごとの夜に、メラトニン治療を行うと、光の不足や概日時計の再同調に、時間の同調因子（時間の手がかり）を供給することができる。このことに関する詳細はまだ十分に解明されていないとは言え、低用量（0.5 mg以下）で体内時計の同調が最大となるが、そうなるには2〜3週を要する。毎日、同時刻にメラトニンを、例えば9時に厳格に服用すると、メラトニンによる眠気誘発効果を最大限に発揮活用することができる。すべての薬物治療と同様に、医師の指導のもとに行い、メラトニン治療は、睡眠愁訴のある全盲患者の方の非24時間睡眠・覚醒障害を第一選択とすべきである。

して、肉体的、性的暴力も伴う可能性がある。患者は、目覚めたとき、自分自身を危険にさらす可能性があり、例えば、ガラス窓を突き抜けて通り抜けようとする。夜驚症の場合、患者は、生理上、行動上の恐怖で覚醒し、ゾッとするような叫び声をあげ、時に、夢による幻覚やその記憶を伴う。3つのすべての状態で、患者は覚醒しているように見えるが、反応が鈍く、時に、驚くほど「放心状態」か生気のない様子が見られ、その出来事を覚えていない。先行する断眠がこれらの出来事に関連があるが、アルコールやその他の薬物使用やストレス、環境面での変化、その他の精神疾患や身体疾患などその他の原因もこの出現に影響する。夢中遊行と錯乱・覚醒状態は同じ有病率で——子どもでは約15％、成人では4％であり、通常、青年期には症状が出なくなる——時に、夜驚症やREM行動異常と一緒に起こる可能性がある。夜驚症は頻度が少なく、子どもでは6％、成人では2％となる。

　睡眠関連食行動障害(sleep-related eating disorder；SRED)は夢中遊行と関連があるが、その他の睡眠障害と一緒に起こらない。この障害は、圧倒的に、子どものときに夢中遊行の既往がある若い成人女性でみられ、そのうち15％もが、睡眠時食行動を示す摂食の障害をもつ。睡眠薬と抗うつ薬の薬物治療は、SREDの有病率を上昇させる。SRED自体は、どの特定の睡眠ステージとも関係はなく、そのときのエピソードの記憶は、患者間で大きく異なる。患者は、必ずしもそうとは限らないが、高カロリーの食物に狙いを定め、時にはとっぴな、調理されていない生の食物、毒性のあるものさえも食べる。食物を準備する間の切り傷ややけど、中毒のリスクや、体重増加や肥満の可能性のために、この患者の健康と安全に配慮する必要がある。

　睡眠時随伴症は、本来はREM睡眠中に起こることが多く、これにはREM睡眠行動異常、睡眠麻痺、睡眠関連幻覚、悪夢、睡眠関連のうめきな

どがある。REM睡眠行動異常(RBD)は、病的で、危険な行動が出現し、REM睡眠中に生じるため、睡眠開始後、少なくとも90分経過して起こる傾向がある。人口当たり1%以下の人が罹患する。通常、REM睡眠中の正常な筋弛緩の特性が睡眠中の行動を防止している(第2章参照)。しかし、RBD患者では、筋弛緩が欠如する。したがって、RBD患者においては、しばしば、睡眠関連の外傷や暴力が随伴し、不愉快で暴力的な夢の「行動化」が起こり、このことを覚醒後に覚えていて語ることができる。患者は、周囲の環境に無関心で、通常眼を閉じたままであるが、その一方で、会話、大声、這い回る、走る、蹴る、叩く、ベッドから飛び降りるなどの荒っぽい行動をとり、これが、よくけがの原因となる。睡眠時遊行症で観察される、食べる、飲む、排尿するなどの自動化された行動を行わない。RBDはどちらかというと男性に多く、一般に50歳代以上に起こり、周期性下肢運動障害(以下参照)や、パーキンソン病[注5]、ナルコレプシー、多系統萎縮症[注6]、脳卒中などの神経疾患、そして、子どもの、Tourette's syndrome[注7]や自閉症[注8]に関連がある。またこれは、一部の抗うつ薬にも関係がある。

もう1つのREM睡眠関連睡眠時随伴症は睡眠麻痺[注9]で、この場合、患者は、寝入ったとき、あるいは、眠りから覚めたとき、一時的に数分間も動作ができないと報告し、これには、幻視や幻聴を伴う場合がある。これ

注5) パーキンソン病(Parkinson's disease)
   神経変性疾患の1つ。筋強剛(筋がこわばる)、寡動(動きが少なくなる)や振戦(ゆっくりとしたふるえ)など錐体外路症状を示す進行性の疾患。脳内のドパミンの不足とアセチルコリンの相対的増加を示す。
注6) 多系統萎縮症(multiple system atrophy)
   神経変性疾患の1つ。進行性の小脳症状を示す。脊髄小脳変性症の1つ。
注7) Tourette's syndrome
   チックのうち、音声と行動の症状が主体で慢性に経過する。
注8) 自閉症(autism)
   発達障害の1つ。他者とのコミュニケーションの障害がみられる。
注9) 睡眠麻痺(sleep paralysis)
   俗に「金縛り」といわれるもの。覚醒しているが、筋弛緩しており身体が動かない状態。REM睡眠期に起こる。

は睡眠開始時の「入眠時幻覚(hypnagogic hallucination)」と覚醒時の「覚醒時幻覚(hypnopompic hallucination)」だ。この恐ろしい体験はあまり珍しいものではなく、成人の40％もが、時々それを経験し、それはREM活動と睡眠の解離により引き起こされ、通常、REM睡眠中に生じる筋弛緩が、一時的に、覚醒時の最中まで「漏れ出てしまい」、入眠時と、目覚めた後に起こる。睡眠関連幻覚は、麻痺がなくても起こる。

睡眠中のうめきも、REM睡眠中に起こるが、稀で、主な睡眠の問題や健康問題を引き起こす原因にはならないようだ。

悪夢は、睡眠時随伴症ではよくみられるタイプで、反復する激しい驚きや、感情的な悪夢が起こり、通常、REM睡眠中に、時にはNREM睡眠中にもみられる。これは、しばしば急性のストレスフルな出来事や外傷後ストレス障害時のストレスに関連し、どちらかというと女性に多い。ある種の抗うつ薬や降圧薬など、いくつかの薬物治療が、悪夢の発症リスクを上げる可能性がある。患者は、しばしば悪夢の後で目覚め、また眠りにつくのが怖くて眠るのを避け、これが、断眠の原因になり、事態を悪化させることになる。潜在する不安に対処することが、悪夢発生の減少に一役買うかも知れない。

睡眠関連運動障害

レストレスレッグス症候群(RLS)は、休息や無活動の期間に、肢を動かしたい衝動に圧倒されることが特徴で、人口当たり10％も罹患する。下肢の不快感や痛みは、下肢の動作や歩行により緩和される。RLSを訴えるほとんどの患者は、周期性の肢の動きを、睡眠中(periodic limb movements during sleep；PLMS)と覚醒中(periodic limb movements during wakefulness；PLMW)に体験するが、とりわけ寝入ろうとするときが多い。RLS は、すべての年齢でみられ、男性に比べ、女性で2倍も多く、妊娠によりリスクが増加する。RLS は不眠、日中の疲労、QOL 低下と関連がある。鉄欠乏が原因である可能性があり、また、これはドパミン異常にもつながる。鉄の静脈注射や、ドパミン受容体作動薬での治療は有効性が高い。

睡眠時周期性四肢運動障害(PLMS)は、リズミック(律動性)で、反復性周期性の四肢運動が、一般に NREM 睡眠の睡眠中に起こり、これは(ベッドパートナーの睡眠を妨害するものの)患者を起こすことはないが、結果的には睡眠が妨害されることになり、熟眠感がなく、日中の疲労感につながる。下肢に最も起こりやすく、拇趾と足首の伸展、膝と臀部の動作と、反復性の足の筋の屈曲が、それぞれ 0.5～5 秒持続し、これは筋電図で観察される。PLMS インデックスで1時間に5回以上と日中の眠気は、通常診断上有用である。60 歳以上の約 1/3 がこの問題をもっており、しかも、これは不眠症患者の 15％に上る。大抵の RLS は PLMS をもっており、REM 睡眠行動障害やナルコレプシーをもったものも同様である。PLMS は、ドパミン機能障害をもつパーキンソン病や、注意欠如・多動性障害(ADHD)[注10]のような神経系の疾患においても起こる可能性がある。PMLS は、入眠時に時々経験する急速な「単一のギクッとする動き」あるいはジャーキング(hypnic jerks)とは異なり、後者は一瞬の動きで、リズム性のある動作ではない。

この章では、主要な睡眠障害の概要をごく大まかに述べた；人が経験する睡眠に関連する広範囲にわたる問題の病因、経過、治療についてさらに詳しい情報を知りたい読者は、文献情報の項目を参照されたい。

注10) 注意欠如・多動性障害(attention deficit hyperactivity disorder：ADHD)
発達障害の1つ。多動性、不注意、衝動性の症状が特徴。

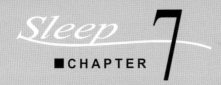

睡眠と健康

　睡眠が健康にどう関与しているかという問いには2つ答えがある。これまでの章では、臨床上、睡眠障害をもつことがいかに健康に影響を及ぼし、その他の疾病リスクを増加させるかを検討した。この章では、十分な睡眠がとれなくて不眠症にかかっている人に何が起こるかについて扱う。睡眠と病気がどう関係しているかという研究は、疫学と呼ばれる大規模集団研究により徹底的に調べられている。疫学研究者はいくつかの異なる方法論上のアプローチを用いて、曝露(例：睡眠の長さ)と疾病の間の関係の強さの信頼度の変化を測る。最も、信頼のおける研究では、長期間、できる限り生涯にわたり被験者群を追跡し、彼らの行動が、疾病の有病率に影響するかということを確認している。短期の研究、例えば、社会集団の横断面の調査では、疾病有病率を表すことができるが、睡眠と疾病の関連を示すことしかできず、因果関係を示せない。睡眠に関して両方の方法が用いられていて、この章でレビューする。

　睡眠と病気の関係を調べる大規模研究が行われるようになったのはほんの最近のことだが、この関係について、見逃せない、真剣に考えるべきことが明らかになっている。例えば、睡眠時間の短縮・減少は、心血管系疾患、糖尿病、あるタイプの悪性腫瘍のような、多くの重篤な疾患のリスクの増加に関係がある(表4)。この章の後半で述べるように、睡眠とメンタルヘルスの間には密接な関連もあるようだ。

表 4. 不眠と概日リズム障害の結果生じること

- 眠け、マイクロスリープ、不意の眠り込み
- 気分の変化
- 不安とうつ病
- 運動遂行能力の低下
- 認知機能の低下
- 記憶力と集中力低下
- コミュニケーション能力、判断能力の低下
- 焦燥感の増加
- 危険遭遇の増加
- 体重増加
- 代謝障害と糖尿病のリスクの増加
- 高血圧、脳卒中、心臓発作のリスク増加
- 悪性腫瘍のリスクの増加
- 免疫応答の障害

　最近までこれらの関係はなぜ正しく評価されてこなかったのか？　この問いの答えは単純ではないが、1つの理由は、睡眠自体が公衆衛生研究の対象として、それほど重要視されてこなかったことだ。一般社会は、睡眠に対して否定的な態度で――「睡眠は弱虫のもの！(sleep is for wimps!)」「死んだ後に、寝れるじゃない(you can sleep when you are dead)[注1]」という言葉を何度聞いたことか？　睡眠に対するこの一般社会の態度は有益ではないが、現代では、睡眠と疾病には強い関連性があることが確認されてきている。喫煙、アルコール、ダイエット、運動についての知識と同様に、本当に、睡眠評価は公衆衛生研究の極めて重要な部分となった。

睡眠と安全

　不眠による最も差し迫った健康リスクは、眠気に関連した事故やけがの

注1) You can sleep when you are dead.
　　アメリカのコーヒー広告のキャッチコピー "Coffee! You can sleep when you are dead." 「眠たくても、コーヒーを飲んで頑張ろう」

リスクだ。極度の疲労により運転や仕事中に眠り込むことは、致死的な事故、失敗や過失リスクがある(第8、9章参照)。眠気のあるときにわれわれが一番に失うものは、車の運転のように、高度に学習された通常は当たりまえの「自動化された単純」作業の遂行能力だ。睡眠における小さな変化さえも、問題をはらんでいて、春季における夏時間(DST)への移行は、1時間の睡眠の喪失の原因になり、これが、移行直後の月曜の朝の自動車事故の20％近い増加と一致する。睡眠不足が覚醒やパフォーマンスにどれほど影響するかは個人ごとの違いはあるが、誰もその影響を免れることができず、過度の睡眠不足は誰にとっても支障がある。眠気のあるときの脳は不幸にも、自己能力を評価することができず、このうえなく皮肉なことに、遂行能力に支障をきたしていることに気がつかず、竜の髭をなで虎の尾を踏む結果を招く。

睡眠と心疾患

多くの主要な研究により、睡眠と心血管系疾患の関連が示され、きわめて首尾一貫した結果が報告されている。睡眠不足を感じている人々(常に6時間以下)は、長い睡眠時間(常に7〜8時間)を報告する人々より、高血圧、脳卒中、心疾患のリスクが高く、心臓発作で死亡する頻度が高い。興味深いことは、夏時間に移行した間の1時間の睡眠の喪失後3週間の間に心臓発作の発生リスクは5％上がるが、秋の時間の「冬時間への後退」ではこれが起こらない。

これら多くの研究は、睡眠と疾病の「U字型」関係も指摘していて、長時間睡眠者(常に9時間以上)で、悪いヘルス・アウトカム(health outcome)が報告されている。この説明の1つは、慢性疾患をもっていたり一般健康水準の低下した人々は、比較的多くの睡眠をとり、床に就いている時間が

長く、したがって、彼らは長時間睡眠を報告する結果になるというものだ。「眠り過ぎ」に健康リスクがあるかどうかは確立されていないことだが、この睡眠不足社会にもかかわらず、多くの人々が、必要以上に長く眠るチャンスをもっているのだから、睡眠についてあまり心配すべきではないという考えには疑問がある。——それよりもっと大きいリスクは、われわれの多くが十分な睡眠をとらないことである。

睡眠不足がいかに心疾患に影響するのか？　そのメカニズムはまだ十分に解明されていないが、断眠が血中の脂質レベルを上げる方向に働き、やがて心疾患のリスクを増加させる。高血圧は、これに引き続き発症する脳卒中や心血管系疾患のリスクとともに短眠と関係があり、同様にこれは動脈の石灰化を促進し、この石灰化は心臓発作のリスクファクターとしても知られ、さらなる血栓形成につながる。サイトカイン産生と血管内皮細胞機能とともに、炎症誘発性(促進性)のプロセスも短眠により影響を受け、もしかするとこれは心疾患に対する重要な要因かも知れない。睡眠の乱れは、高い CRP (C-reactive protein) レベルと関係があることが示されており、心疾患のよく知られたバイオマーカーだ。

睡眠自体に加えて、短眠や睡眠障害に関係のあるその他のファクターも、心臓に悪影響を及ぼす可能性がある。自然環境の下では、明るい光のない時間帯の夜間光の曝露は、心拍数を上げ、この結果、中途覚醒の頻度の増加は、同時に、心機能の変異性を増加させる。心臓にもまた、強い日中の概日リズムがある；心拍数と心拍数の変動性は早朝の時間、特に REM 期に高くなり、凝集する血小板(凝血因子)機能は、夜間に凝固ピークを形成する。これらの要素が、姿勢の変化、ホルモンレベル、睡眠から覚醒への移行と重なり合うと考えられ、これが、朝遅く(午前 6 時～正午 12 時)に心臓発作と脳卒中の割合がピークになるという報告の説明に役立つと思わ

れる。健康における明確なリズム(律動)性と疾病に対する脆弱性については、「時間薬理学(chronopharmacology)」の専門領域がある――最大のリスクが発生する時間に一致したその時間に合わせて投薬を行う――大きな潜在能力のある薬の薬効が最大限に発揮される時間領域での投薬を行うことだ。

睡眠と代謝

　多くの研究により、短眠や断眠は、体重増加、体脂肪量増加、肥満、糖尿病に関係していることがわかっていて、睡眠の制限は、代謝障害のリスクファクター増加の方向にわれわれの代謝を変化させることが立証されている。特筆すべきは、1960年以来、睡眠時間が減少し、これと同時に肥満の割合が増加した。しかも、過去も未来も、慢性不眠が肥満の片棒を担ぎ続け、一部は健康上の流行病の急激な蔓延に寄与するのではないかと思ってしまう。

　研究の被験者が、異なる睡眠時間をとるように指示された場合に生じるホルモン、エネルギー消費、食欲、それぞれの変化を検討することにより、睡眠および代謝の背景にある関係について調査をするために、詳細な基礎研究が始まってきている。(1週間、一夜に4〜5時間と10〜12時間の)睡眠制限の後では、インスリンは血糖低下に効果がなく(インスリン抵抗性の増加)、そして、インスリンに依存せずグルコース自体がグルコース・レベルを制御する能力も機能不全に陥る(耐糖能低下)。高いグルコース循環血中濃度は、適切に調整されなければ、血管、時には、腎臓、眼、神経機能に障害をきたす。睡眠制限、特に徐波睡眠の制限も食欲機能に変化を及ぼし、空腹感を増加させ、(特に炭水化物の)食事摂取量を増やす。これらの変化は、長時間起きていて、食べる機会が多いためではなく、食欲に影

響する主要なホルモンと代謝が変化するためだ。

　脂肪組織(adipose tissue)と胃は、それぞれ、レプチン(leptin)とグレリン(ghrelin)という２つのホルモンを分泌し、これらは共に、脳の食欲中枢を制御する主要なファクターだ。レプチンは「満腹」ホルモン——レプチンレベルが高いと食物摂取を抑制し、食欲を減少させる。レプチンは、食物摂取により刺激を受け、十分に満腹になっている時期を認識させてくれる。また、これは一般に夜間に高くなり、日中の正規の時間帯に食べる枠組みを保証してくれている(以下参照)。グレリンは、正反対の効果をもっていて——高レベルで食欲を刺激し、食事と食事の間隔が長くなるとこのレベルが上昇する。この２つのホルモンの割合が、われわれの食欲の制御に積極的な役割を担っている；食後に、高レプチン、低グレリンで、食欲を低下する方向に働く。しかし、睡眠制限を行うと、このバランスが変化し、レプチン量が低下し、グレリン量が増加して空腹感が生じる。このため、慢性の睡眠制限は、過食を引き起こし、炭水化物をさらに多く摂り、肥満となり、インスリン抵抗性を増加させ、血糖値が上昇する。これらのすべてが、Ⅱ型糖尿病のリスクファクターだ。実際、疫学研究で、短眠者(6時間以下)や、入眠困難者や睡眠維持困難者は、一晩あたり睡眠時間が7〜8時間の人に比べ、約2〜3倍糖尿病リスクが増加する。

　睡眠制限は、食事調節や代謝機能に一定の役割を担っていることは明らかである一方で、多くの研究は、昼間を延ばすことにより、睡眠を制限してきた。同時にまた、これは光の曝露時間を延長し、夜の長さを変化させることを意味している。睡眠・覚醒周期は、脳に対して、光の曝露ゲートのような役割をしていて、起きているときは、通常、光を浴びており、眼を閉じて眠るときはほとんどの光をシャットアウトしている。もし、人間が、メラトニン・リズムによって、夜の長さの変化を感知する能力がまだ

維持されていれば(第2章参照)、いくつかの代謝機能変化は、夜間の光曝露の直接の影響かあるいは光周期変化の影響によるものだろう。興味深いことは、季節性感情障害の症状であるうつ状態は、夜の長さの季節性変化によりもたらされ、睡眠制限時に経験される状態に類似していて、炭水化物の過剰摂取、食欲変化、体重増加もみられる。夜間の電気の光の使用の普及は、決して終わりのないメタボリックな夏に生活することを、社会にもたらした。——おそらく、肥満の割合の増加は、一部には、その年の前半に貯めた貯蔵脂肪を使い切るために生物化学的冬を、経験できないことが理由だ。ヒトでは研究されてこなかったが、自然の明・暗周期における進化において、季節サイクルの破壊により、幾万年後の将来、有害作用が出現してくることが容易に想像できる。

　他の多くの生理学的・生物化学的プロセスのように、われわれの代謝も明確な日周パターンを示す；午前1：30に食べた方が、午後1：30に同じ食事摂取する場合に比較すると、食後数時間でさらに血糖値とインスリンと脂質が高くなる。その影響はあまりにも大きくて、夜食するだけで、血糖値が糖尿病患者の血糖値に見える場合がある。(日中活動する)昼行性動物のように、ヒトは明るい時間帯に食物を効率的に利用できるように物質代謝で変化させるように進化してきた。このため、夜に食べることが結局、とても非効率的な食物摂取処理法となっている。これは、シフトワーカーでは慢性的な問題で、ある程度は糖尿病や心疾患を増加させるリスクが潜んでいる(第9章参照)。しかし、非シフトワーカーでさえ、遅い食事は同様の問題を導く傾向がある——真昼間に、ディナー・タイム('dinner' time)をとり(最も多い食事を食べる)、夜は早くに少なめの'お茶'を飲む英国北部の伝統が、この文脈からは最も思慮深い慣習だが、地中海沿岸地方の「シエスタ」のライフスタイルを守っている人々の遅い夜食は、この文脈に合わない。

睡眠と免疫機能

2群の被験者はインフルエンザ・ウイルスに免疫をもっていて、別の睡眠スケジュールで生活する；ワクチン接種を受けたうえで、一晩に4時間のみ睡眠をとることを許可された場合は、一夜に通常7.5～8.5時間眠ったグループよりウイルスに対する感染防御抗体レベルが半分以下であった。同様の結果として、A型肝炎ウイルスワクチンに対する抗体反応が断眠者において鈍化することが示されてきた。疲労感と眠気は、炎症性疾患に関係のある症状で、病前の健康なときより多く眠る傾向がある。免疫機能における睡眠の役割と睡眠における免疫系の影響は、このように研究の途に就いたばかりである。睡眠制限はインターロイキン6（IL-6）と腫瘍壊死因子α（TNF-α）などの循環性サイトカインと、高感度C反応性蛋白（hs-CRP）などのその他の炎症性マーカーのレベルを上昇させ、このファクターが心血管系疾患と糖尿病のリスクを増加させる。

疾病治癒の促進が見込まれる介入法としての睡眠の役割に関する系統的な研究が行われてこなかったが、この方面の研究には大きな発展性があるかも知れない。例えば、他の患者の雑音、睡眠時間を短縮する結果となる深夜、早朝の処置や巡回の院内スケジュール、不十分な明・暗周期、そして、昨今の日々多忙な近代病院における患者の睡眠を最優先する機能が普遍的に不足しているために、病院で提供される睡眠環境は、通常、著しく劣悪だ。いくつかの小規模研究では、日光の利用が、ストレスや術後の鎮痛薬処方を減少させ、在院日数を減らすことが示されている。免疫機能と睡眠の関係に対するわれわれの理解が進めば、患者の睡眠に対してもっと焦点を当てることが、患者の回復度に役立つかも知れない。睡眠と覚醒に、健康管理指導者がもっと注目するようになれば、これが患者ケアにも役に立つことになるだろう。このことについては第9章でも扱う。

睡眠と悪性腫瘍

　不眠と悪性腫瘍に関する多くの研究は、シフトワーカーにおける悪性腫瘍のリスクに焦点が当てられてきた。第9章でレビューするように、極端な概日リズムの障害と不眠症の両方をもつシフトワーカーは、ワークシフトをもたないものに比べ、乳癌と前立腺癌のリスクがおよそ50％増加する。不眠症と悪性腫瘍の関係のメカニズムは不明だが、いくつかの可能性が示されている。それは、ⅰ）免疫機能の障害、ⅱ）メラトニン低下をきたす夜間の光の曝露、ⅲ）細胞周期リズムの障害、ⅳ）複数のホルモンと代謝系の睡眠もしくは概日制御の変化、などだ。

睡眠、メンタルヘルス、神経変性疾患

　睡眠障害と全体の脳機能の間の関連については長い歴史がある。1883年に、近代精神医学の創始者のエミール・クレペリン[注2]が彼の最初の教科書に、異常睡眠パターンとメンタルヘルスの異常が一緒に起こることを記述した。この両者の関係が認識されてきたにもかかわらず、確かな結論に至らないまま、その因果関係が盛んに議論された。睡眠と概日リズム発生の神経基盤の理解における最近の進歩は、これらの関係の再評価と、健康な脳に対する睡眠の重要性の理解の両方を可能にした。また、これについては新しい概念的枠組みが現れてきており、次のように要約することができる。

　すべての精神病や神経変性症の中核に、神経伝達物質の情報伝達の異常

注2）エミール・クレペリン（Emil Kraepelin, 1856-1926）
　　　ドイツの精神科医。ドルバート大学、ハイデルベルグ大学、ミュンヘン大学教授を歴任。近代精神医学の父といわれる。精神病を早発性痴呆と双極性障害に分類した。

があるだろう。睡眠や概日タイミングシステムは、多数の神経伝達物質を利用しており(第3章)、睡眠関連の愁訴は、うつ病や統合失調症の患者80％以上で報告され、睡眠異常がアルツハイマー病とパーキンソン病のどちらにもよくみられる事実は驚くことではない。その代わりに、睡眠と概日リズムの破綻は、広範囲にわたり障害を及ぼす効果があり、認知機能や感情の障害を含む神経、神経内分泌機能、代謝異常、免疫機能低下、悪性腫瘍や冠動脈心疾患のリスクの増加など、すべての側面に及ぶ。睡眠の障害として報告されるものに対応する臨床上の病理スペクトラムは、常に脳障害を随伴していることが報告されているが、脳障害の方は睡眠の障害に関係していることが稀である。さらに、睡眠と概日リズムの破綻は、異常な光の曝露と不規則な社会的行動につながり、さらに、正常の生理機能を不安定にし、脳内の神経伝達物質放出の異常を増幅させる。同様に、このことが多くのホルモン上のリズム、行動上のリズムの体内脱同期状態へと導く。これに加え、薬物治療(例えば抗精神病薬やコリンエステラーゼ阻害薬の使用)の影響と嗜癖や薬物依存が危惧され、この結果、多くの神経と神経内分泌の経路の重大な破綻をきたす可能性が潜んでいる。事実、こうした一連の要因の相互作用から、個人の疾病脆弱性を増幅する環境での比較的小さな変化とともに、精神障害や神経変性疾患にみられる睡眠破綻のさまざまな性質を説明することができるだろう。メンタルヘルスの病気や神経変性疾患をもった患者において、単純な「因果関係」として、簡単に睡眠異常の表現型(phenotype)にあてはめることが困難であることを、以上の議論は示している。

　多くの精神障害において、睡眠のタイミングと睡眠脳波の異常は、共通の併存問題として知られている。事実、睡眠行動の変化は、現在の精神障害の分類体系(例えば、「精神疾患の診断・統計マニュアル第5版；DSM-5」)で、気分障害の診断の重要な基準としてリストされている。90％もの急

性うつ病エピソードに罹患している患者では、夜間、通常、入眠困難と睡眠維持困難、睡眠プロフィールの併発を報告されている。興味深いことは、不眠の持続により、新たなうつ病エピソード再発のリスクが増加し、そして、出産後の母親のように、睡眠障害の増加が産褥うつ病のリスクを増加させ、睡眠の質が悪いとより重症のうつ病となる。三環系抗うつ薬[注3]（例えばアミトリプチリン、イミプラミン、クロミプラミン）と非三環系抗うつ薬（トラゾドン、ミルタザピンなど）は鎮静効果があるとよくいわれていて、うつ病以外の患者に睡眠薬として一般に使用されている。その結果、一部の抗うつ薬の効果の一部には、睡眠の直接作用がある可能性がある。

双極性障害は、大うつ病や小うつ病から、大きな気分の高揚［躁病（mania）］や小さな気分の高揚［軽躁（hypomania）］まで、そして、低レベルの気分変動から本格的な精神病までに及ぶ広範囲の病気を表す広義の専門用語だ。不規則な睡眠のタイミングと総睡眠時間の減少が、躁病エピソードの有病率と24時間睡眠・覚醒周期障害に対する罹患しやすさの重要なファクターであることが明らかにされており、短眠や複数の異なる時間帯をまたいで旅行することは、躁病再発（患者の77％）の引き金となると考えられる。この結果、これに対処する治療としては、時間のスケジュールや行動を安定化し、適切な睡眠をとれるようにする体系的プランも含まれる。しかし、こうした治療には、十分に検討された首尾一貫した臨床ガイドラインが不足している。

アルコールの問題をもった患者の夜間の睡眠は、その日のアルコール摂取の有無にかかわらず障害されている。多量飲酒の期間に、そして、断酒して2年まで、徐波睡眠は減少し、REM睡眠は抑制され、夜の後半の睡眠

注3）三環系抗うつ薬（アミトリプチリン、イミプラミン、クロミプラミン）、非三環系抗うつ薬（トラゾドン、ミルタザピン）は海外では不眠に使用されている。

が分断され、総睡眠時間が短縮する。アルコール依存症患者の不眠の割合は、40〜70％といわれている。

　睡眠障害は、また、統合失調症[注4]患者の30〜80％と報告されていて、この障害の最も多い症状の1つである。統合失調症患者は不眠で、多くのQOLアセスメントのスコアが悪い。この疾病の治療では、睡眠の改善が、最優先課題の1つだ。統合失調症の睡眠の質の改善は、陰性症状の改善としばしば相関する。睡眠障害とさまざまな不安関連障害の関係もよく知られていて、この場合は、さらに因果関係を解き明かすことは困難だ。例えば、不眠により人は不安になりやすい。この不安により不眠をきたし、同様に、これがまた不眠恐怖をエスカレートさせる（第6章参照）。これとは反対に、不安やうつの状態より睡眠の問題を優先すべきという報告もある。

　異常な睡眠は、神経変性疾患にも密接な関係がある。精神が健康な場合と同様に、睡眠パターンはさまざまで、この特定の因果のメカニズムがまだ十分に解明されていない。当然ながら、神経変性疾患[注5]が睡眠や概日周期に関係する脳の構造と神経伝達物質（第3章）に悪影響を及ぼすと、その

注4）統合失調症（schizophrenia）
　　脳機能を駆動している神経伝達物質の不均衡により、幻覚・妄想やさまざまな認知機能障害など多様な精神症状が生じてくるとされる。治療薬の進歩により、治療可能な疾病となり、従来に比べ症状が全般に軽症化しているといわれている。睡眠に関しては、統合失調症急性期では、睡眠障害は必発で、入眠障害、睡眠維持困難を示し、寛解期でも入眠困難や中途覚醒がみられる。これらの原因には、神経機構そのものによるもの、幻聴・妄想などの精神症状による二次的なもの、不適切な睡眠衛生などが指摘されている。また入眠潜時の延長、総睡眠時間の減少、stage 4などの深いNREM睡眠の減少が指摘されている。

注5）神経変性疾患（neurodegenerative disease）
　　中枢神経系の特定の神経細胞群が変性・脱落し、さまざまな症状を示す。パーキンソン病、ハンチントン病、アルツハイマー病、筋萎縮性側索硬化症、脊髄小脳変性症などがある。

結果、睡眠障害が起こる。神経変性疾患は通常、進行性で、非可逆的だが、睡眠・覚醒、休息・活動の病理学的異常に対する治療が、患者の病状やQOLを改善するためのアプローチとして現れてきている。これにより、症例の中には、身体的、精神的機能低下の進行が緩やかになっているものもいる。例えばアルツハイマー病では、断片化した夜間の睡眠が患者と介護者の両方を著しく衰弱させ、家から介護施設へ患者を入所させる主因となる。アルツハイマー病のよく知られている特徴は「日没症候群」[注6]といわれるもので、夕暮れ時から夜間に困惑、興奮状態になる傾向がある。これは、当然、1日の終わりの、精神的、肉体的疲労と関連があるが、1日のうちのこの時間帯の光の減少も認知の覚醒度を低下させることに一役買っていて、特に介護施設では照明が十分でない場合が少なくない(第5章)。

ジェームズ・パーキンソン[注7]による「振戦麻痺(shaking palsy)」(パーキンソン病)についての初期の記述では、不眠について言及している。夜間の不眠と日中の眠気の両方が、パーキンソン病ではみられ、パーキンソン病患者の80～90％が入眠と睡眠維持に関する睡眠障害をもっている。ドパミンの減少をきたしている脳内の黒質で、しかも睡眠・覚醒状態の制御に重要な役割を担っている脳幹神経核内でも、神経細胞の減少が起こってい

注6) 日没症候群(sundowning syndrome)
　　 認知症患者では、夕方から夜間にかけての時間帯に焦燥、興奮、見当識、認知機能低下、徘徊、異常行動が出現する。意識水準の低下が背景にあると考えられている。
注7) ジェームズ・パーキンソン(James Parkinson, 1755-1824)
　　 英国ロンドンに生まれる。外科医、地質学者、化石学者、神経学者。1812年に、虫垂穿孔が致死性の腹膜炎の原因となるかを報告。現在のパーキンソン病の症状を示す原因不明の6症例を振戦麻痺(shaking palsy)という名前で報告(*An Essay on the Shaking Palsy*, 1817)。40年後、フランスの神経科医シャルコー Jean-Martin Charcot が同様の症例を研究中にパーキンソンの論文を発見し、パーキンソン病と命名した。後年、医学から自然へ、当時まだ十分でなかった古生物学(化石学)地質学へ興味が移り、化石を収集し、『*Organic Remains of a Former World* 古の生物の遺骸(1804)』などを刊行した。

る(第3章参照)。こうした神経核の変性により、基本的な REM と NREM 睡眠構造の破綻が生じる。信頼のおける研究によると、異常 REM 睡眠行動はパーキンソン病や認知症に数年先行して起こる。したがって、これはおそらくパーキンソン病の初期の有用な診断マーカーと初期介入の可能性を提供するかも知れない。

ハンチントン病患者も、脳幹や外側視床下部のような睡眠制御にかかわる重要な脳構造の萎縮と関連した睡眠と概日行動の進行性の異常を示す。

多発性硬化症(multiple sclerosis；MS)と神経経路の脱髄をもつ患者は夜間の不眠と日中の眠気を示す、これは、痛み、疲労感、うつ症状の増加と相関する。睡眠の発生と睡眠・覚醒制御において複数の神経系の複雑な相互作用が働いているとすると、これらの1つ以上の神経系の脱髄が MS における睡眠や覚醒に著しい悪影響を及ぼしている可能性がある。

ここで述べた点で、睡眠と概日システムの安定化は精神疾患や神経変性疾患の QOL や症状の両方に、ポジティブな影響があると期待される。実際にこれが、有益であるという証拠が出てきている。例えば、高照度光療法が概日システムの同調化シグナルとして既に利用されており、単極性うつ病や双極性うつ病を含む、いくつかの気分障害の症状を緩和することが示されている。しかし、これは双極性障害では躁状態を誘発する可能性がある。メラトニン治療を毎日行うことも、概日システムの同調化に効果がある。光やメラトニンとともに、社会的手がかりも、概日/睡眠システムの制御に有効だ。運動や食生活のような日常行動を安定化することは、毎日の光曝露のパターンに作用し、連想学習(associative learning)と強化(re-inforcement)により行動のタイミングを変化させる可能性がある。そして、睡眠を治療するための認知行動療法パラダイムの中にこれが組み込ま

れると、とても有用であることがわかる(第6章参照)。

　これまでに述べた睡眠と健康の間の関連の多くは、今こそ、本当に根拠のある事実だということを肝に銘じておくことが重要だ。今日まで、ほとんどの研究が、未確定の原因を許容しない手法を利用してきた。臨床試験は、短期的健康リスクにおける断眠の因果関係を立証するのに有用だが、長期間の健康アウトカムに、睡眠が生涯にわたり小さな影響を及ぼし続けているのかどうかを結論づけるには、何年もにわたる大規模追跡調査を用いた、より正確な睡眠の測定が必要だ。しかしながら、睡眠は本質的な習性で、食事や運動とともに、健康管理の重要な柱の1つと考えられるべきで、そして、われわれの健康管理で優先すべきもののリストに昇格させる必要がある。

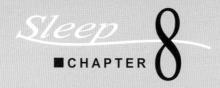

睡眠と社会

　社会は、われわれの睡眠に対する向き合い方を決定するのに大きな役割を果たしていて、これが、また、われわれがいかに睡眠を獲得するかに影響を与える。睡眠も、社会に対し大きな影響を与えており、子どもの学習や発達に影響を及ぼし、職場の安全や能率に作用している。そして、睡眠獲得の援助や、不十分な睡眠に対抗することに数十億ポンド産業が狙いを定めている。眠気や睡眠障害は、病休、時間の損失、仕事の能率低下、事故などのため、毎年数十億ポンドの経済的損失のもととなる。社会は、外見上短眠に成功した「やる気満々の」人を賞賛し、一方、睡眠を優先するものは、弱虫で「必要不可欠な資質」を持ち併せていないとみなされる。職業の中には、仕事の一部や「通過儀礼」として、過度の断眠が必要とされる場合さえある。十分な睡眠がとれないと、安全や生産性や健康に対する重大な結果を招くため、個人においても職業全般においても、こうした傾向は、時代遅れで、却って著しく目標の達成を妨げ、逆効果を招くもととなる。

睡眠と運転

　毎年、英国の道路(国道)では、居眠り運転事故が薬物を使用しての運転事故の2倍に上り、死亡事故や重傷傷害事故に至っており、これは、飲酒運転による死亡者の数の約1/3に当たる。英政府の統計では、主要道路上のすべての事故の約1/5の原因は眠気だ。しかし、居眠り運転事故を検出

するのが困難で、しばしば事故原因の分類を誤る可能性があるため、この数字は、実際より少なく見積もられているようだ。例えば、アルコールや薬物関連の事故では眠気も事故の主要因だ。反応時間の低下、意思決定能力の低下、適切な注視能力の低下、不注意、注意散漫やその他の事故の原因分類に当たるものは、眠気のあるときに起こりがちだ。社会は、まったくこの問題に気づいていない。——例えば、英国では高速自動車道路で「疲労は殺人につながる」という道路標識をドライバーが見て、運転に疲れたら、昼寝とコーヒーの効果的な利用の必要性が喚起される。これは有益だが、単に注意を促すだけでは、十分でない。毎年、英国の道路では少なくとも500人、そして、おそらくは3,500人もの人々が、居眠り運転者のためにいわれなく殺傷され、重症の傷害を受けていて、全世界では、何十万人にも上るだろう。

　居眠り運転事故は、若年者では最も重要で、この事故では不釣り合いなほど、若年者が大きな割合を占める。事故を起こす割合は、すべてのドライバーで、概日リズムで眠気が頂点に達する夜間にピークとなるが、少なくとも実験室内では、若年者は年長者より断眠して起きていることが多く、しかも睡眠不足に耐えられない傾向がある。この致命的な組み合わせにより、米国の多くの州で、初心者ドライバーの未熟さやリスクテーキングな行動、飲酒や薬物使用などを緩和するとともに、居眠り運転防止のために、新米運転手が、不慣れな夜遅く（午前0時30分から午前5時）に運転することを禁止する夜間外出禁止令が発達した。

　ならば、どうして社会は居眠り運転のことを真剣に考えないのか？人々は、なんとか眠らずに起きているために、ガムを噛んだり、新鮮な空気を入れたり、大音響の音楽をかけたり、電話で誰かと話をしたり、あるいは、さらに極端な解決策で画鋲のブレスレットのようなものを身に着け

るとすると、われわれはその問題の重大さにきっと気づいている。人々はしばしば、危うく眠くなるが、睡眠不足という本当の原因の問題解決をしないで、それ以外の対処を行いがちだ。時には、経済的ニーズで、長時間働いたり、複数の仕事を引き受けなければならなかったり、また一方で、子どもや年老いた親戚の世話をしなければならないなど、長時間眠らずに我慢しながら運転をしなければならない複雑な事情がある。家の用事、趣味、社交、あるいは、何もしないで座っていたり、読書など、その他の原因により、睡眠に利用できるなけなしの時間をさらに切り崩し、人々を居眠り運転に追い込む。また、多くの人々は「身がもたないような無理」を選択し、危険を顧みず、そして、居眠り運転では捕まらないことがこの態度に拍車をかける。──眠気検出のための、眠気検知器や血液検査は沿道にはない(しかし、眠気を検知するツールの検討が進行中だ)。事故原因を眠気と特定することも複数の理由で困難だ。まず第一に、自身の機能低下レベルの判定能力が眠気により低下している；酒に酔った脳のように、眠気の状態の脳は自身を評価できず、しばしば眠気の程度を過小評価する。あくびや瞬きの低下のような、眠気の危険水準の客観指標がしばしば見逃される。第二番目に、前触れなしに突発的な眠気が急激に襲ってくる可能性があり、このため、事故前に眠り込んだことの自覚がなく、眠気さえ覚えていない場合がある──疾走して道路を飛び出すのに2〜3秒もかからない。事故報告の可能性のある原因リストでは、眠気は高くはなく、他の検出が容易な原因がリストに上る傾向が強いのだ。居眠り運転事故[注1)]に関してその証拠となる徴候がある──ブレーキなしに、向きを変え道路から飛

注1) 居眠り運転事故(drowsy-driving accident)
日本の国土交通省の行った自動車運送業に係る交通事故要因分析検討会報告では、運転者面の要因として居眠り運転や事故直前の睡眠不足が半数以上を占めていた。また、同省は睡眠時無呼吸症候群についても、Epworthの眠気テストを示し、早急に治療を行うよう注意喚起を促している。現在、運転者の生態信号を分析し居眠り運転防止のための車の警告シートなどの開発が進んできている。

び出すか、または、健康な状態で、夜間に発生する単独自動車事故などだ。——しかし、例えば、過去2〜3日間の本人の睡眠の状態がわからないと、事故の原因が眠気だと立証するのは困難だ。しかしながら、われわれはIT時代に生きているので事故当時、覚醒状態にあったことの痕跡を残している。電話、インターネット、GPS、そしてクレジットカード記録は、すべてわれわれの睡眠・覚醒状態を明らかにできるが、これらのツールを利用しても事故直前の眠気を証明することは困難だ。

　少しでも実質的効果を上げるには、飲酒運転の場合と同様に居眠り運転に対する社会態度の転換が必要とされる。飲酒運転と比べるとよくわかる；24時間の覚醒持続は、法的異常酩酊に匹敵する遂行機能障害をきたすとの報告がある(Dawson and Reid, 1997)[文献7]。飲酒運転が30年前にそうであったように、居眠り運転は今では嘲笑の的だ。そして、酒酔い運転者に対して向けられた軽蔑は、直ちに居眠り運転者に対して取っておく必要がある。飛行機の操縦、列車の運転、自動車の運転を行うものは、当然のことだが「しらふ」で行い、職務上ふさわしい任務遂行を行ってもらいたい(しかし、残念ながら、疲労困憊のパイロットや列車運転手、バス運転手や、その他多くの、悲劇的な居眠り衝突事故を起こしたものの例が後を絶たない)。そして、社会は睡眠に対して同等の責任を要求すべきだ。この目的に向けての重要なステップは、今周知されている「受動喫煙」[注2]と同様に、「受動眠気」[注3]の社会的重要性を公衆が理解することだ。それは、あなた自身の居眠り運転で、あなたの命を失うリスクを増やすことが、あなたの個人的な選択である一方、他人の命を奪ったりけがをさせたりするリスクを増

注2）受動喫煙(second-hand smoking)
　　間接喫煙、非喫煙者が不本意にも喫煙者からのタバコの煙を吸う結果となる喫煙。
注3）受動眠気(second-hand sleepiness)
　　本書では、他人を重大な事故に巻き込む結果となる眠気を指す。

加させることは決して容認できないことだ。いずれの乗り物であっても運転する前に適切な睡眠をとることは、個人としてのその人の責任であり、必要条件であり、それは実行可能にもかかわらず実行しないと容認できない犯罪を犯す結果となる。

　リスクに気づき、これを防止することがこの取り組みにおいて最重要だ。閉塞性無呼吸のハイリスクにある肥満者は、自動車やトラック、スクールバスの運転が許可されるために、治療を受けて減量することにより眠気のリスクを減らすことが必要だ；自分の子どもの安全を確保するために「四輪駆動車」で定時に送迎する母親は、眠気があり、他人の子どもの命を奪うリスクがある場合は運転すべきでない；医師が13時間を超えて仕事をするのは安全ではないとすると、長時間勤務後、車で帰るのも安全だと考えるべきではない。これらは、社会が向き合わなければならない難問だ。さもなければ、重大な結果を引き起こすことになり、われわれがこれに注意を払わなければならない理由だ。(運転手が適切な睡眠をとることが決められている)公共交通の利用、学校や仕事場の近くに居住すること、睡眠をとる機会を定刻の前に積極的に入れること、そして、われわれが仕事や子どもを学校に送るため運転するときに飲酒しないように、前もって計画を立てるのと同様に、何事においても睡眠を最優先することを心がけることが必要だ。

睡眠とカフェイン[注4]

　十分な睡眠をとらなくても社会が機能する理由の1つは、薬物の自己摂取が可能なことだ。カフェインは中枢神経系刺激剤で、われわれの内部エネルギーの貯蔵を消費した副産物として、覚醒時に増加してくるアデノシンの効果を抑制する(第3章参照)。それは極めて市場価値ある商品で、毎

年220億ドルの世界的市場とともに、7,500万もの生計を支えている。カフェインは、主として、茶やコーヒー、ソフトドリンク(1杯、1缶あたり50〜80mg)に含有しているが、効果を増強する他の薬剤とともにチョコレートにもみられ、あるいは市販の錠剤の形のものにも含まれている。カフェインは(場合によってはアルコールとともに)健康ドリンクやブティックドリンクにおいても含有量が多く、社会的に蔓延している眠気や睡眠の切り詰めへの対抗策だ。平均的英国人は、日に約30mg、週に2g以上のカフェインを摂取している。

カフェインの薬理学的効果は、反応時間、注意力を改善するが、血圧や心拍、体温を上げる。睡眠への効果は、たとえ朝摂取しても、睡眠潜時の延長、睡眠持続時間の減少、「深い」徐波睡眠の抑制を伴う。高用量(300mg以上の急性摂取、あるいは、毎日500〜600mg)で、神経過敏、筋痙攣、頭痛、不安、頻拍、そして、慢性低用量摂取でも、潰瘍や酸逆流性疾患を引き起こす可能性があり、カフェイン誘発性不安と睡眠障害をきたす。カフェイン常用者は、耐性が生じるため、同等の覚醒効果を現すのに、とても高い用量が必要となる。つまり、カフェインは依存性薬物だ。摂取を中断すると、常用者は頭痛、嘔気、疲労感、焦燥感、振戦、5日間に及ぶ不眠などの退薬症状がみられる。カフェインは長い「半減期」(約5時間)をもち、しかも、ある一定の環境では半減期はさらに長くなる。半減期の意味は、循環量の半分を代謝するのに、約5時間かかるということだ。これは午前10時にカフェインを100mg含有するコーヒーやソーダを摂取すると夜の午後8時には体内に25mg、就寝時に12.5mg残存していて、これが、一定

注4) カフェイン(caffeine)：①カフェインを含有する飲料と、②含有しないか少ない飲料
①コーヒー、ココア、玉露、抹茶、煎茶、番茶、玄米茶、ウーロン茶、紅茶、コーラ、カフェイン入り栄養ドリンクなど
②麦茶、黒豆茶、そば茶、杜仲茶、昆布茶、ルイボスティーなど

の不眠を引き起こすことを意味する。実際には、もっと高用量を1日の遅い時間帯の、夕食後になって摂取すると、(自分はカフェインには強いと断言するものでも)睡眠の質を劣化させる。カフェインの感受性の個人差は、明らかに耐性に依存しているが、部分的には遺伝子が基盤となっている。アデノシンA_{2A}受容体遺伝子の相異が、カフェイン感受性と、カフェインを摂取したときの睡眠障害の程度に関係しており、おそらくこれが不眠症の高有病率に寄与している。

　理想的には、われわれはみな十分な睡眠をとっていればカフェインも必要としない。しかし、もしなんとしても、安全確保のために摂取が必要だというなら、最小限のカフェイン摂取で覚醒を維持するための苦肉の策は、カフェインを「少量、頻回に」摂取し、就寝前にはできるだけ早めに摂取を止めることだ。覚醒効果は、比較的中等度の用量(0.3 mg/kg/時間——70 kgの体重の人で約20 mg/時間)で達成され、これはおよそ2時間ごとに普通のお茶、薄いコーヒーやソーダ、カップ1杯を飲むことに相当する。高用量のカフェインを摂取することは不必要で、しかもカフェイン水準が低下し、日中、時間の経過とともに眠気が増加するために、1日の始まり時刻やワークシフトの開始時の大量の摂取は、無益だ。寝る前に、少なくとも5時間、理想的には10時間カフェイン摂取を止めることが懸命だ。

　カフェインは、子どもの場合、体格が小さく、あまりカフェインに曝露されていないため、一層、薬理効果が強く出るので避けるべきだ。しかし、カフェインを含む炭酸ソーダ飲料、アイスティー、チョコレート、最高級仕様の紅茶、コーヒー、ライフスタイルを増進する栄養ドリンクなどの、子どもや若者に対して強い影響力をもつ過剰な広告キャンペーン市場に対し、親も(一緒になって)しのぎを削っているため、カフェイン摂取を避けるのは困難だ。学校では、糖分の摂取を減らす取り組みをしていて、こう

した商品に対するアクセスを制限する注意が払われているが、カフェインが睡眠に対し潜在的な有害作用があることについてはまだ手つかずの状態だ。子どもの肥満を減らす試みのために学校や家庭で、こうした飲料へのアクセスを制限または禁止することは、子どもの睡眠を改善するうえでも有益で、またこれが肥満のリスクを減少させることになる。その結果、両方の健康問題の本質的な解決策となることだろう。社会は思い切ってこの「一石二鳥」の機会を利用すべきだ。

睡眠と学校

十代の若者や青年らが十分な睡眠をとるのに不利な状況がいかに山積しているかをわれわれが検討しているときに、十代の若者や青年はカフェインを摂取していることなど驚くに値しない。第5章で概説したように、若者は概日時計の遅れを体験し、つまりこの遅れが子どもや大人より遅寝遅起きのもととなり、特に、学生時代の早朝の学校の始業時間は慢性の睡眠妨害のもととなり、これは、2つの理由で若者の睡眠に著しく悪影響を及ぼす。まず第一に、概日時計の遅れは十代の若者が早く就床するのを妨げるために、彼らに必要な夜間8〜9時間睡眠をとることを妨害する。2番目に、概日時計の遅延は、登校のために、6時か7時の起床を要求することが、大人では午前3時か4時に起床することを要求することに匹敵することを意味している。この時間の起床は、著しい睡眠慣性を引き起こし、気分や認知の概日性の落ち込みを随伴する。睡眠時間が短いことも、授業中の眠気の増加、成績低下、気分や行動の低下につながり、過活動や焦燥、攻撃性の増加をきたす。睡眠の短縮は、また、子どもの肥満の増加(第5章参照)に寄与し、うつ病のようなより重篤な精神障害に関連する。最近の研究では、遅い就寝時間(深夜または遅い時間)を親が許容した場合、うつ病や自殺念慮が生じるリスクが増加するという報告がある。

実施が容易ではないが、シンプルな解決策は中等教育学校、専門学校や大学の始業時間を遅らせ、学生の睡眠時間を延長し、より適切な概日位相に起床することを可能にすることだ。学校始業時間が遅いことと、長い睡眠時間、高い覚醒度や集中度、優秀な成績とが、因果関係があるということが、過去10年以上にわたり知られていた。現在、授業時間は、大人のために、設定されており、毎日、子どもたちに睡眠を切り詰めさせ、ビジランスや記憶に悪影響を与えることにより、明らかに教育面での成果にネガティブな影響を与えている(囲み記事4)。米国では、少なくとも30〜90分、学校の始業時間を遅らすことで、学生の睡眠の時間と質、学業成績、無断欠席、遅刻率、気分、覚醒度、健康が改善したとの研究が報告されてきた。1時間の違いが、17〜18歳の自動車衝突事故率を17％減少させることも

4　睡眠と学習

　個人的な経験から、「一晩寝て考える」としばしば問題が解けるということをわれわれは知っている。最近の研究から、その謎が解け始めている。被験者が、一連の「フィンガー・タッピング」のような、単純な学習課題が教示された場合、課題学習後の一晩睡眠により、それが記憶に深く刻まれ、被験者の課題遂行が改善する。しかし、課題教示後の睡眠が不十分だと数日間夜間の睡眠が正常にとれていても、課題遂行の改善が妨げられる。まるで、それが学習後の睡眠をとり損なったことが原因であるかのように、脳は学習したことを固定する機会を失う。さらに高次の学習である「洞察」も睡眠に依存しており、異なるタイプの学習は、それぞれ異なる睡眠段階に依存しているという、学習と睡眠に関する研究が示されてきた。睡眠の規則性や安定性(定常性)も、情報を保持するのに、重要と考えられる。明らかに、特に子どもの睡眠が夜間学校のために切り詰められるとなると、こうした知見は小児期の学習に重要な意味をもってくる。

示されてきた。多くの期待に反して、学校の始業時間を遅らせることは、就床時間を遅くすることにはならない——就床時間は、一定のままで、睡眠時間が増加する——これは、この問題の生物学的基盤を反映している。

学校の始業時間を変えることは、履修課程の目標、親の仕事の就業時間帯、学校の送り迎え、授業時間、課外プログラムといったハードルとなる要因を考慮する必要があり煩雑な作業に思えるが、有益な教育の機会を可能な限り子どもに提供することの優先度に比べれば、これらの要因は副次的な問題だ。新しい教授法や新しい試験、新たな基金を必要としない比較的単純な手段により、教育的学識獲得の急速な進歩が達成される可能性がある。このためには確かな証拠に基づいた賢明な方針が必要だ。大人のための時間に合わせることを余儀なくさせられているために、子どもは多大な不利益を被っていることを、このデータは示している。

睡眠と仕事

成人の睡眠に悪影響を及ぼす主要な社会的要因は、言うまでもなく仕事だ。長時間勤務は、睡眠の短縮、事故やけがのリスクの増加に関係していて、事故のリスクは就業時間の増加に伴い増加する；就業12時間目において、事故のリスクは最初の1時間の2倍以上となる(Folkard and Lombardi, 2006)[文献8]。夜勤の仕事も、本来、日勤より危険だ(第9章参照)。睡眠は必ずしも職場でのけがや事故に影響を及ぼす唯一の要因ではないが、主要かつ対処可能なリスク要因だ。しかも、就業時間の制限と疲労マネージメントプログラムを通して、職場の安全と効率に関して大きな増進が達成される。

職場での眠気に対する有効な対策の1つは、昼寝の許可とこれをスケ

ジュールに組み込むことだ。10〜30分間の、短時間の「有効な」昼寝は、その後2〜3時間、覚醒レベルとパフォーマンスを改善させることが知られている。30分以上の、長い昼寝は、効果を長引かせても、昼寝の直後に睡眠慣性を誘発し、新たな危険を招く可能性もある。睡眠慣性は、昼寝の前のカフェイン摂取により対処することができるが、このカフェインの効果が出るには約20分かかるので、目覚めたときの眠気に効くことになる（一時的に車の運転時の眠気を減らすために同様のアプローチをとることができる）[注5]。職場で、短い昼寝時間の保護の導入は、ほとんどコストがかからず、仕事のパフォーマンスや安全性を改善し、昼寝後の生産性の向上は、昼寝で使った時間に勝ると考えられる。

　就労時間の制限は睡眠や職場のパフォーマンスを改善する証拠があるのだろうか？　皮肉なことに、不十分な睡眠が健康に及ぼす危険の確たる証拠が若い医師を対象とした研究に由来している。この証拠は医師たちの長い就労時間によりいかに患者の安全が悪影響を受けているかについての懸念から導き出された。米国では、このことに対する努力は、主として、24時間以上続く就労時間の延長に関するリスクについて理解することと、週あたりの就労時間を週約80時間に制限することに焦点が当てられた。長時間の忍耐を要するシフトは、ヨーロッパ以外では今でもありふれたことだが、EU労働時間指令（European Working Time Directive；EWTD）と英国とEUの規制は、持続就労時間を13時間までと制限していて、研修

注5）コーヒーナップ（coffee nap or caffeine nap）
　　アデノシンはアデノシンA2受容体に結合することで眠気が生じる。一方、カフェインはアデノシンA2受容体に競合して結合することで眠気を抑える作用がある。コーヒーは吸収されるのに約20分かかるため、コーヒーを飲んですぐに仮眠に入ると、20分後に、睡眠によりアデノシンが減少している状態になるので、通常よりはカフェインがアデノシン受容体に結合することができるので、覚醒状態となりやすく、過剰な昼寝を防止できるという理屈。

医(若い医師)の週あたりの就労時間が、平均週72時間から48時間に徐々に減少してきている。

　それぞれ状況は違うが、患者の安全と医師の睡眠・覚醒度が、就労時間の変更に伴う睡眠制御の生物学的原理を用いて、明らかに増進することが、実証されてきた。米国の無作為化された臨床試験で、研修医の勤務スケジュールが3日ごとの24時間シフト(一昼夜交替勤務)から、4日ごとの16時間シフトに変化したことにより医師の睡眠が、6.6時間から7.4時間に増加し、夜間の不注意が半分に減少した。さらに重要なことに、同じ医師が16時間勤務をしたときに比べて、24時間勤務シフト(一昼夜交替勤務)したときの方がより深刻な医療事故が31％増加した。これには、6倍近い深刻な誤診の増加や投薬ミスが21％増えることも含まれている。英国の同様の研究では、医師の勤務時間は週に平均52時間から43時間(最大で77時間から60時間に)に短縮され、連続勤務は最長で12時間に制限された。シフトパターン(交替勤務体系)も変化し；従来の勤務体系の7夜に対して、連続する2～3夜のシフトのみが許可され、しかも、さらに、交替勤務体制の変化が緩やかとなった。この介入後、特に、夕方と夜の交替勤務後、医師の睡眠時間が増加し、医療ミスの割合が全体に33％減少した。医師の勤務時間が、睡眠の生物学に合わせて計画されると、ほぼ一晩中、患者の安全に大きな恩恵がもたらされることが、こうした研究により示された。しかも、高水準のモチベーションとトレーニングには睡眠不足の影響を無視できないことが明らかになった。

　残念なことに、医療職はじめ、多くの職業では、長時間勤務を余儀なくされている。仕事を早く済ませ、一刻も早く帰宅し、QOLを改善する方法が盛んに叫ばれている一方で、副業をすれば、より多くの収入を稼ぐことができるため、実際は長時間勤務(長時間シフト)が望まれるのが現状で、

これにより週あたりの就労時間、居眠り運転のリスク、仕事中の眠気がさらに増加する。社会は常時24時間営業サービスを期待する一方で、この目的達成には善悪の両面があり、公衆は長時間シフトを許容したことの意図しない結果を、特に「二次的な眠気」によって、いかに自分たちを危険にさらすことになるかを、明確に理解すべきだ(第6章参照)。

不眠の悪影響は、臨床医や介護者に限ったことではない。病院での患者の睡眠は、悪名が知れわたるほどに劣悪で、睡眠不足や短縮された睡眠は免疫機能に悪影響を及ぼし、病気のリスクの増加(第6章)と密接な関係がある。したがって、病院における睡眠環境改善のための努力があまり行われていないことは意外である。ささやかな改善策でも、患者の病状回復や患者の体験に有益な効果を生み出すことができるだろう。簡単なアプローチでは、行事予定を組む際に、睡眠のことを考慮に入れることができる――例えば、多くの患者は不必要に早く起こされる。1日の間の静かな、薄暗い休息時間があれば、患者は昼寝をすることができる。夜間の明かりや騒音、室温環境について再考し、より良質の睡眠をとれるようにし、患者にメリハリのある明・暗周期が与えられると、睡眠・覚醒の質の改善が期待される(第5章)――日中に十分な光を浴びることは、患者の回復率や治療成果に好影響を与えることが示されてきた。この考え方は、ケアホームや収容所や全寮制学校などの他の施設にも拡大解釈できる。

睡眠と社会

多くの「社会」要因がわれわれの睡眠に影響している。子どもやペット、騒音汚染、光害、気温、ベッドの種類、痛み、夏時間、性差、ベッド・パートナー、日中志向、社会・経済状態、仕事、趣味、アルコール、薬物と薬物治療、運動、テレビ、ラジオ、パソコン、電話など、枚挙に暇がない。

これらの要因の中には、個人レベルで対処できる比較的簡単なものもある——遮光カーテンやアイマスクの着用、耳栓の使用、ベッドソックスの着用、テレビ、ラジオ、パソコン、電話、ペットを寝室から締め出すこと、アルコールの制限、運動時間の繰り上げ、遅過ぎる就寝を避けるなどである。睡眠が改善されるのであれば、別々のベッド、あるいは別室で寝るのも恥ずかしいことではない。

この要因の中には、より広範囲で困難な解決策を要するものもあり、公衆教育、変革への政治的要望が必要なものもある。例えば光害は、もしかするとヒトの睡眠や健康に破壊的な影響を及ぼす可能性があり、光害の削減は、またエネルギー保護に莫大な利益をもたらす。他の多くの種の生存条件を改善し、夜空いっぱいに輝く星を見ることを叶えてくれる。ランプを下向きに点灯して上に向けない、タイマーや移動センサーの使用、照明の正しい種類や照度の使用、必要のないときは照明を消しておくなど、簡単な解決策がある。騒音削減、さらには騒音が発生する仕事の開始および停止の時間制限について会社へ要望を出すことは、会社の作業には最小限の影響で、社会には大きな利益がある。睡眠を保護することを、なお一層、重要視することが必要で、時には、公衆衛生は個人のために保護されることが必要であるかも知れない；例えば、毎晩、どれだけ多くの人が、たまたま通り過ぎる車の警笛に睡眠妨害されていることだろうか？ 大手メーカーは、車の盗難が少し増えることに比べると、社会的公共利益が大きいはずのわれわれの睡眠を守ることに、もっと注意を払うべきではないか？ 金融収益が、夜間の飛行便数の増大に拍車をかける一方で、数千人の人々が毎晩不運にも飛行機騒音によって騒音被害を受けているのに、数千人の人々を飛行機で世界中に運ぶことが、本当に必要なのか？ 夏時間に移行時、われわれの睡眠は1時間失われるが、その後、自動車の衝突事故率が20％増加し、心臓発作の割合が5％増加する——こんなことでは、夏時間

に変更するメリットと引き合いがとれるのだろうか？　セキュリティ効果が少ないときの、広大な面積の駐車場、インダストリアルパーク、オフィスビル、裏庭などの照明が本当に必要なのか？　われわれは24時間営業のスーパーマーケットが本当に必要なのか？　24時間テレビが必要なのか？　かつて、われわれはどのような生活を営んでいたのか？

　社会が、睡眠の重要性を理解し、擁護することを怠っている原因の一端には、睡眠不足や睡眠障害の影響が、医学校(医科大学、医学部)や看護学校でほとんど教えられていないということがある。米国では、睡眠医学が、別個に、1つの医学専門領域として認識されている。これは他に例を見ないことで、実情では、睡眠の重要性をよく知る健康管理者は、睡眠の問題に関するトレーニングや診断、治療が統一されないまま、呼吸医学、神経学、麻酔学、精神医学、心理学、歯科学など多くのその他の専門領域に分散配置されている。医学校の中には、睡眠医学の教育課程(科目)を開講しているところもある一方で、医師による睡眠の教育や理解の水準が不十分で、特に、睡眠の問題は、一般医により聴取される主訴の項目の1つに過ぎないとの見解なのだ。われわれは、人生の1/3を眠って過ごしているが、その恩恵を享受できるための支援教育を、医師は十分に受けていない。睡眠障害が、健康や社会に広範囲の著しい影響を及ぼすとすると、睡眠医学教育に対する統合的で、これに特化したアプローチが必要だ。

　「社会的」要因には、対処困難なものもある。われわれがいかに眠り、いかに睡眠問題を認識しているかには性差がある。睡眠のタイミングや睡眠時間に関係する多くの遺伝子が同定されてきた。この内因性要因が、短眠者か長眠者か、あるいは、朝型か、夜型かを決定する手がかりとなる。——後者では、両者とも、いつもの得意な時間帯と異なる時間に生活を合わす必要があると問題が生じる。子どもの、親の睡眠に及ぼす影響は、人生に

かかわるほどの影響があり、長年持続する。この問題には簡単な解決法がないが、睡眠の重要さに気づき、可能な限り自分自身の得意な睡眠の癖に従うことが、自分自身、あなたの家族、あなたの従業員の睡眠の優先順位を上げる助けとなるかも知れない。敢えて睡眠優先主義に立ち向かうことが、われわれの社会の繁栄に不可欠で、経済、家庭、健康の関係のバランスを取るための教育的アプローチが必要だ。個人的、組織的な革新的リーダーシップにより、社会は睡眠に対する多くの誤った考えを正し、より睡眠を大切にするライフスタイルを維持することができる。

24 時間社会

われわれは、ますます 24 時間社会に身を置くことになる——24 時間ニュース放送、終夜スーパーマーケット、随時インターネット接続——これらすべてが、われわれの睡眠のための時間を切り崩してゆく。ビジネスのグローバル化、果てしない夜通し交替勤務ニーズの増大、フレックスタイム制(可変労働時間制)[注1]などの長時間労働文化により、社会は、われわれの優先リストから、睡眠を降格させることに加担していると考えられる。

少数の利用可能なテレビチャンネルが、夜間のプログラム終了時間にピリオドを打ったのは、遠い昔ではない。BBC1[注2]のプログラムの終了時、まだ、国歌が流れていたのは、つい 1997 年のことだ。アナウンサーが、番組の最後に今後の予定を次のように述べていた。「…放送終了にあたり、暗闇の中、あなた方とお別れする代わりに、私たちは新番組 BBC ニュース 24 でお目にかかることになります。これからは、オールナイト放送で、世界中の報道をします。それまでは、しばし、静かに目を閉じて、おやすみなさい…」と。あれ以来、われわれの意思にかかわらず、店に誘われ、ガソリ

注1) フレックスタイム制(flexible working hours)
労働者が一定の定められた時間の枠内で、それぞれの日の始業および終業の時刻を決定することができる可変労働時間制。却って夜間に労働時間を設定する結果になる場合なども出てくる。最近フレックスタイム制を廃止する企業が増えてきている。

注2) BBC1(ビービーシーワン)
英国放送協会テレビ。世界で最も古いテレビチャンネル。1998 年、世界初のデジタル放送を開始した。日本の NHK に相当する。

ンを買い、テレビを観て、パブでお酒を飲み、24時間休まずネットサーフィンをしてきた。こうしたすべての行動のもとは、夜間に光をともす文明の力だ。これがないと、そうした夜間の小旅行は不可能だ。

　暗闇のベールを外す神技は、かつて、神々によってのみ執り行われていたが、19世紀末に、電気による白熱光を発する照明装置の発達と普及により、夜に光をともす能力を、人類が手に入れることになった。以前は、たき火、ろうそく、灯油、ガスランプで夜を照らすことができたが、堅実で、信頼のおける、安全な夜間照明には、唯一電気が用いられることになり、そして、これは、トーマス・エディソン[注3]の事業家としての原動力を通して、非常に急速に拡大し普及し続けた。例えば、米国では約30万の一般照明用電球が1885年までに売られていて、1914年までに、9,000万個の電球に増加し、1945年には毎年8億個にまでなった。今日では、米国でおよそ20億個の電球が売られている。販売されたすべての電力の1/4近くが照明に使用されている。こうした進歩は社会に革命的な変化をもたらし、このことにより24時間サービスを考えることを可能にした。

　ジェット機による旅行の革新も、自然の営みに反する光曝露を引き起こした。——いくつものタイムゾーンを超え、わずかの時間でノンストップ飛行する技術は、これまではとても考えられなかった。自然環境のもとでは、かつて人は、毎日の明・暗周期の中で、数秒あるいは数分単位の濃密

注3）トーマス・エディソン（Thomas Edison, 1847-1931）
　　米国の発明家、起業家。幼少時から好奇心旺盛で、独学でさまざまな発明を行い、さらに、電話、蓄音機、電気鉄道、電気による照明などを実用化、商品化を行った。白熱球を発明したのはエディソンではなく、当初のものは、寿命が短過ぎて実用には程遠かった。特に彼は白熱電球に関して実用面で根気よく改良に努め、フィラメントを工夫し比較的安価で寿命の長い白熱球を完成、これを売り込むための会社を設立した。

な時間変化を体験していたものだが、ジェット機による旅行の出現で、われわれは複数のタイムゾーンをまたぎ一足飛びができるようになった。

なぜシフトワークが問題か？

　以前レビューしたように、脳内の概日時計は毎日24時間にリセットされる必要があり、太陽の明・暗周期がこの役割を担っている。シフト労働者が夜通し働く場合、彼らの概日時計が暗くなるはずだと思う時間帯に、光曝露を受ける。概日ペースメーカーは(自然光の条件下では通常のことだが)光を'昼'を意味することとして解釈するため、概日ペースメーカーは新しい'昼'に再適応するためにシフトし始める。実社会状況では、1時間のシフトに1日かかる。このため、午前8時に開始する昼のシフトから、午後8時に開始する夜のシフトに適応するのに12日かかると考えられる。一度に数週持続する夜あるいは昼を固定すると、このことが可能だ。不幸なことに、多くのシフト労働者のスケジュールは2〜3日ごとに変わり、順応するのに十分な時間がなく、また、(労働者が「労働」スケジュールをこなせないとき)休暇で中断され、この結果、シフト労働者は部分的に適応するか、あるいは、夜間勤務シフトにはまったく順応できない。たとえ順応できたとしても、昼のシフトに戻って再適応し、一からこの問題の繰り返しが開始する。別のアプローチは組み替え交替制で、あまりに早く変わるので、概日順応ができず(それぞれのシフトに1〜4日かかる)、これでは、労働者が夜間シフトに順応できないのは当然で、眠気が頂点に達するときに仕事をしなければならない。

　基本的な問題は、そのシフトパターン、つまり、概日システムが順応する間もなく明・暗周期が急速に変化すると、その結果、不適当な概日位相に、覚醒(就業時間)と睡眠が重なる。誤った概日位相に眠ろうとすると睡

眠時間を減少させ、睡眠のタイプと質を変化させ、そしてホルモンレベルと代謝に悪影響を及ぼす。概日時計が脳に眠るようにシグナルを送る夜間に起きていようとすることも、眠気や遂行能力、注意力、記憶力の低下のもととなる。少なくとも1ヵ月の勤務スケジュールと関係のある不眠や過度の眠気は、シフトワーク障害の臨床症状で、正式に睡眠障害と考えられている。英国では、およそ360万の人々がシフト勤務をしており、アメリカでは1,500万人に上り、世界に広げるとこれはもっと多くなる。シフトワーク革命は終わっていない。そればかりか、より多くの国家の産業収容能力が発展するに従い、アジア、南米、アフリカにおいて、繰り返し大規模にシフトワーク革命が行われてきた。日々、電気の利用が拡大し、これが商業や社会的進歩をもたらす一方で、これに付随して、夜勤の発想とこれに伴う厄介な問題をもたらした。日の出と日没という、恒常的で、お決まりの1日を基盤にしてきた田舎の農業共同体は、今や昼の時間を延長し、夜の時間を切り詰めることによって、何千年もの年月にわたり育まれてきた人類の自然環境を、文字どおり一夜にしてご破算にしてしまう可能性がある。

「伝統的」夜間シフト労働者では、労働人口の約1/5が、睡眠時間を著しく奪われている。「早起き」(非常に早く始業しなければならない人)は、家族や社会やその他のニーズにより、早く床に就けないことで、睡眠が短縮する。多くの人々も遅くまで長時間仕事を行い不必要に就床時間を後退させ、起床時間を後退させて睡眠に利用できる時間を捻出している。

時差ぼけは本当か？

概日リズムと明・暗周期の間の脱同期が、遠距離旅行によって引き起こされるということを除けば、時差ぼけはシフトワークと基本的に同じ問題だ。シフトワークと同様に、概日システムは、明・暗曝露の急速な変化に

適応できず、不眠や疲労感、認知能力の低下、消化器の障害といった症状は、旅行先の新しい環境に概日システムが適応するまで持続する。これにはタイムゾーンごとに約1日要する。時差ぼけにかかった多くの人は、起きるのが早い――1億もの旅行者が、毎年、飛行機を用いて世界を旅行している。

いかに新しいタイムゾーンにうまく適応するかは、人が個々にもつ概日ペースメーカーに依存している。人口の約3/4は生まれつき遅延する概日時計をもっており(1日が24時間より少し長い)、これは、毎日、1日の24時間に同期するために時計を進めなければならないことを意味している。残りの1/4は24時間より短い概日時計をもち、この時計は少し進んでおり、毎日遅くリセットする必要がある。西方移動は、現地に適応するのに

> **5 時差ぼけと運動パフォーマンス**
>
> 1995年に、米国の研究者は、野球の成績は、訪問チームの移動方向によるという研究結果を出した。西方移動チームでは、選手は平均して自らの体内時計と同じ方向に移動しており、大多数が本来の自身の体内時計に逆行して移動する東方移動チームより好成績を出すとの仮説を立て、その仮説を検証した。訪問チームが彼らの体内時計 'とともに' 西方移動するとき、ゲームの勝率は44%だった。訪問チームが彼らの体内時計に '逆らって' 東方移動するとゲームの勝率は37%のみにとどまった。移動しないのがベストで、訪問チームがタイムゾーンを超えない場合、ゲームの勝率は46%だった(ギャンブラーは要注意!)。理想的には、スポーツチームは、体内時計をリセットする時間の余裕を十分にもって新しい対戦予定地に到着すべきだ――ミリセカンドが勝敗を左右するので、十分な概日性の適応が欠かせない。

遅延(後退)させることが必要で、東方移動には前進させることが必要だ。適応方向を知るためには、あなたの旅行先のタイムゾーンで、そのとき人は何をしているのかを想像することだ：もしあなたが東京で昼食を摂っていて、ドバイの人々は朝食を摂っている――この場合、東京に比べ5時間遅れているので、東京からドバイへの西方移動に順応するには遅延シフトが必要だ。このとき、オークランド(注4)の人々は床に就く時間だ。彼らは東京より4時間早くセットされているので、オークランド時間に順応するには前進シフトが必要だ。ほとんどの人々は生まれつき毎日遅延する概日時計をもっているので、大抵の人は、西方移動は順応が簡単だと感じる。一方、前進時計をもっている人は東方移動が、順応が簡単と感じる。この相違は、睡眠、覚醒や行動のパターンの順応度にある程度の影響がある可能性がある。

シフトワークと時差ぼけの対処

シフトワークやジェットラグに関係する睡眠不足と概日性の脱同期を最小限にすることは難しいが、できないことではない。解決法を詳しくレビューするのは本書の範囲を超えているが、いくつかの一般原則が適用できる。交替制(シフト)時間を最小限にし、夜間シフトをできるだけ短縮する。連続する夜間勤務(night shift)の回数を最小限にし、輪番交替勤務(rotating shift)を遅延方向に循環させる、つまり、朝から夜へ、夜間勤務(night shift)にする。夜勤の後は、不足した睡眠が最大限に回収できるようにできるだけ多くの休暇を与えるべきだ。夜勤労働者で困る問題は日中に上手に眠ることができないことだ。交替勤務労働者は、交替勤務が終わると帰宅し(テレビを観たりメールの返事をしたりしないで)できるだけ早

注4) オークランド(Auckland)
　　　ニュージーランド北島北部の都市。

く眠るべきで、アイマスクや耳栓を使用し、睡眠中は電話の電源を切るべきだ。カフェインは仕事中に覚醒を維持するのに役に立つ可能性があるが、「少量を頻回」に使用し、眠る予定時間前の少なくとも5時間は飲まないようにすべきだ(第8章参照)。時間を決めた適度な明・暗曝露は、与えられた勤務シフトへの順応を促進するために利用可能だが、(与えられた)シフトパターンによって、正確なアドバイスが決まる；しかし、睡眠と覚醒をベストコンディションにするように、すべてのスケジュールを計画すべきだ。

交替勤務とは異なり、大抵の時差ぼけのエピソードはそれぞれ独立していて、方向やタイムゾーンの数が予測可能だ。したがって、適応度を増し、新しいタイムゾーンへの再同調に要する日数を減らすために、明・暗曝露の時間を決めるなど、対応策を採ることが可能だ。これを行うには、適切に明・暗曝露を計測するための、光に対する位相反応曲線[注5]の理解が必要だ(図8)。一般に正常に再同調すると、18時から6時までの時間帯の光曝露は概日ペースメーカーを遅延させる(これは西方移動に適応するために必要だ)。そして、6時から18時までの時間帯の光曝露は時計を進ませる(これは東方移動に必要だ)。光の位相遅延と前進効果は、それぞれ、最大で午前6時前約3時間、午前6時後約3時間だ。概日時計は適応する方向に作動するが、このため、PRCも同様で、時計を前進・後退するための「窓」においてシフトしていて、計算される必要がある。しばしば、旅行者は「できるだけ早く現地に順応するようにしなさい」と助言されるものだが、これは、ある旅行では有効でも、予定とは反対の方向に時計をシフトさせる

注5) 位相反応曲線(phase response curve；PRC)
  生体リズムの位相を変化させる刺激を与えた時刻を横軸に、刺激によって生じた位相の変化を縦軸にプロットした曲線。位相を変化させる刺激には光やメラトニンなどがある。

時間に光曝露を推奨してしまうことで、場合によっては結局、時差ぼけをさら悪化させることになる。この場合、さらに、一歩踏み込んだ助言をするなら、屋外か屋内か、状況に応じた光遮断法(例えば黒いサングラス、睡眠)を用いて、適切な時間における光曝露利用法を考慮することが必要だ。そして、正しい知識があれば、非常に複雑な旅行計画であっても、新しいタイムゾーンへの適応は早まる可能性がある。

午前 5 時に東京からロサンゼルスへ飛び立つ飛行機の冬期のフライトを想定して頂きたい(**図 8-a**)。10 時間の飛行時間で現地時間 22 時にロサンゼルス到着。時差(タイムゾーンの差)7 時間。ロサンゼルス時間に適応するには、東方の東京から移動してきた人々は、概日システムを前進させる必要がある。位相反応曲線(PRC)に従うと、東京時間 22 時に光曝露を受けることは、普段の予定に反する位相遅延をきたすことになる。しかし、旅行者がロサンゼルスに到着すると、わずかに概日性の順応が開始しており、しかも、当然ながら、東京時間にセットされたままだ(彼の体内時計に従うと 15 時だ)。15 時の位相反応曲線(PRC)を参照すると、この時刻の光とその後 3 時間は、位相前進を引き起こす。実際に、全フライト時間中の光の曝露も、正確には、位相前進を引き起こす。したがって、旅行者へのアドバイスは、全フライト時間中とロサンゼルス着陸時には、できるだけ十分に光を採り入れて、ロサンゼルス時間の遅くとも午前 1 時には床に就き、この時間帯に開始する光の位相を後退させる影響を避けることだ(**図 8-a**)。

今度は、同じフライトだが、17 時に東京を発って、(現地時間)午前 10 時にロサンゼルス到着の場合を想定する(**図 8-b**)。さて、新しい時間に適応するには 7 時間の位相前進が必要だ。大抵の人は、日中のフライトと同様のプランに従い、ロサンゼルスに到着し光を浴びることになる。しかしながら、よく調べると、このプランは、誤った方向に概日システムを導き、

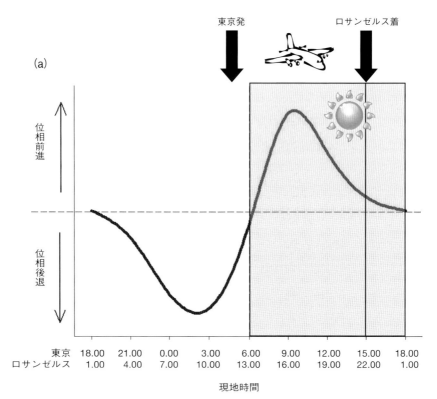

図 8. 時差と上手につき合うための光による体内時計調整法
明るい光は、曝露する1日のうちの時間帯に依存して、体内時計を前方（前進）、あるいは後方（遅延）にシフトさせる。そのシフトの大きさや方向を位相反応曲線（黒い太線）で図示している。18:00〜6:00の時間帯の光曝露は遅延を引き起こし、6:00〜18:00の時間帯の光曝露は前進を引き起こす。それぞれのこれ以外の時間帯（反対側）が、暗闇あるいは遮光の場合。光と遮光の特性がわかれば、新しいタイムゾーンへの適応を最大限にするために、明・暗プランの有効性が発揮される。

ロサンゼルス時間への適応を妨げる。午前10時にロサンゼルスに到着すると、概日システムはまだ東京時間に同調していて、つまり午前3時だ。この時間の光の曝露は、特に、予定に反した方向の、位相遅延が強くなる。したがって、光が位相の前進を開始するということが、位相反応曲線（PRC）により予測されるまでは、この時間とその後の3時間の光曝露を避ける必要がある（東京時間午前6時、ロサンゼルス時間13時；**図 8-b**）。この例で

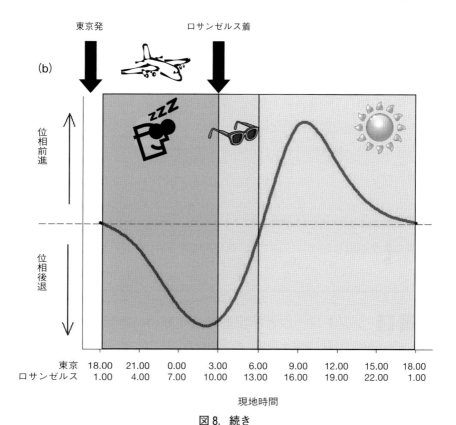

図8. 続き

のアドバイスは、全フライト時間中とロサンゼルスでの初めの3時間の間、睡眠、アイマスクの使用、黒いサングラスの着用により、光を避け、そして、ロサンゼルス時間の13時からできる限り多くの光を浴びることだ。その次の日は、時計が2時間遅れていることを想定しつつ、現地に同調するまで、午前11時前には光を避け、午前11時以後は光の当たる場所に行くことだ。どのスケジュールも、このやり方で、対処法が検討でき、そして、自然環境でも室内でも、光曝露に対して賢明に遮光すれば、新しいタイムゾーンへの適応力がアップできる可能性がある(眠らなくても、暗闇にしなくても、黒いサングラスさえあれば、こと足りる)。

シフトワークは、健康にどんな影響があるか？

健康やウェルビーイングに対するシフトワークの有害な影響は、なお一層認知され始めている。シフトワーカーは睡眠問題、疲労、パフォーマンスの低下、記憶力低下、消化器障害、事故やけがのリスクを感じており、心血管系疾患、糖尿病、いくつかのタイプの悪性腫瘍の長期リスクを増加させている。

夜間就業中の事故やけがは、シフトワーカーにとって、最も差し迫った健康リスクを引き起こす。多くの、典型的な産業上の事故は夜間に起こる。

6 シフトワークと宇宙船や潜水艦の時差ぼけ

宇宙船特務飛行や潜水艦は、睡眠や概日リズムに対して特別な取り組みが必要だ。これには、このような危険な環境の中での睡眠関連の事故が懸念される。

宇宙飛行士は、興奮や、船内の仕事、熱、騒音、無重力のために、宇宙船の中で、夜間5～6時間しか眠らない。宇宙船内で利用される薬剤では錠剤の睡眠薬が最も一般的に用いられ、個々にカフェイン含有物を持っていないか注意深くモニターで監視されている。地球圏外の光のパターンにより、宇宙飛行士の概日システムが、破綻し始める可能性がある。地球の軌道に乗るのに、90分かかり、太陽が視界に入り、視界から出る間、90分の明・暗周期に曝露される。これは、時計が同期するのにあまりに短過ぎ、したがって、位相の同期（エントレインメント）を維持するために、24時間明・暗サイクルをつくり出す必要がある。エネルギーの制約があるため、利用可能な光は、わずかな室内光に制限される。さらに、宇宙飛行士は、時には超人的なスケジュールをこなしながら、打ち上げと帰還の期日を確実にするため、昼から

例えば、エクソン・バルディーズ号原油流出事故[注6]（深夜）、チェルノブイリ原発事故[注7]（午前1時30分）、スリーマイル島原発事故[注8]（午前4時）などだが、産業環境でのけがのリスクは、日中シフトに比べて、夜間シフト

注6) エクソン・バルディーズ号原油流出事故（Exxon Valdez）
　　1989年3月24日0時4分、アラスカ州プリンスウィリアム湾で起こった。海上で発生した人為的環境破壊で最大のものといわれている。
注7) チェルノブイリ原発事故（Chernobyl）
　　1986年4月26日午前1時23分、ソビエト連邦ウクライナのチェルノブイリ原子力発電所4号炉で動作試験の最中に起きた深刻な原子力事故（レベル7）。同5月3日には日本でも雨水から放射性物質が確認された。
注8) スリーマイル島原発事故（Three Mile Island）
　　1979年3月28日午前4時過ぎ、北部ペンシルベニア州サスケハナ川の中州にあるスリーマイル島原子力発電所で、脱塩塔のイオン交換樹脂を再生するための移送作業中に起こった原子力事故（レベル5）。

夜までの12時間「縮小」シフトを「1日」――23.5時間での生活を必要とする。地上には、こうしたやり甲斐のある仕事がいくつかある：最近の火星探査機 Mars Phoenix Lander の地上管制（誘導）の任務は、通信を最大限に活用するために、3ヵ月の任務期間中、（1日24.66時間の）火星の日々の生活を送らねばならない。特に、適切な時間制限の光曝露のための対応策については、とりわけ「宇宙遊泳」のような危険な活動を行う前に、より強い概日シグナルと直接的覚醒効果を提供するために、宇宙だけでなく、地上でも、実験されている。

同じような問題の検討が、潜水艦の乗組員にも必要だ。水中の惑星旅行は、明らかに、自然の明・暗周期や人工光の利用までもが制限され、時に「潜水夫」の概日時計は、彼ら固有の体内時間に「フリーラン」する可能性がある。ある作業や「監視」スケジュールも、概日時計の同調を困難にし、睡眠障害を起こし、眠気を増加させ、遂行能力を減退させる――これはまったく乗組員の使命に反することになる。睡眠や概日リズムの原則を利用したスケジュールを生かすことは、著しく危険かつ生命を脅かす環境に対して不可欠だ。

では、平均約30％高い。このリスクは、連続する夜間勤務の数とそのシフトの長さに従って増悪する（Folkard and Lombardi, 2006）[文献8]。

　ワークシフトが終了しても、そのリスクはつきまとう。つまり；労働者は長時間覚醒していて、おまけに概日システムが睡眠促進に働くときに運転するので、終業後の車による帰宅は、特に、居眠り運転の衝突事故の起こりやすい時間だ。米国の若い医師の衝突事故の研究では、非24時間勤務後の車での帰宅に比べ、24時間シフト勤務後の車の帰宅では2.3倍の確率で衝突事故が増加していた。質のよくない日中の睡眠を伴う概日リズムの適応の欠如は、夜間労働者の眠気を劇的に増加させ、シフトワーカーおよび一般の人々の両方を居眠り関連事故の危険にさらすことになる。

　シフトワークについても、長期健康予後の研究がある。
　疫学研究によれば、夜間シフトでの労働は、心血管系疾患、Ⅱ型糖尿病、一部の悪性腫瘍のハイリスクと関係がある。こうした研究は、疾病の正確なメカニズムを説明することはできないが、シフトワークに関連した光の曝露、睡眠の制限と概日リズム障害が健康リスクの背後に存在している。

　まず、シフトワーカーは、身体が食物を十分に代謝する準備がない夜間など、「誤った」概日位相にしばしば食事を摂っている。日中に同じ食事をするのと比べると、夜間食事を摂った場合、血中のインスリン、糖、脂肪がより高い水準となる。血中のインスリン、糖、脂肪水準の慢性的増加は、インスリン抵抗性とメタボリックシンドロームの徴候で、Ⅱ型糖尿病と心疾患のリスクファクターだ；研究室内でのシフトワークの2〜3日のみのシミュレーションで、若い健康被験者が糖尿病様となる。さらに、シフトワーカー固有の本来の睡眠時間を短縮しても、代謝を変化させ、レプチンとグレリンのホルモン比を変化させる。このホルモンは、睡眠制限後の増

進した食欲、食物摂取を促進する(第7章)。

　最後に、最近の研究では脳内時計による概日リズム生成に加えて、肝臓、心臓、膵臓、腎臓、肺など、ほとんどすべてのヒトの臓器は概日リズム生成が可能であるということが知られている。こうした複数の体内リズム間の適切な同調が、外界との同調と同様に、代謝機能を維持するうえでおそらく重要だろう。横隔膜、胃、膵臓、小腸、肝臓、腎臓、膀胱の概日時計が適切に機能するために、一斉に同調しなければならないということが直感的にも想定できる。こうした末梢のリズムは、脳のリズムに比べて、食事のタイミングなどの、光によらない時間の手がかりによる感受性が高いようだ。そして、シフトワーカーは、光と光以外の両方の時間手がかりに、気まぐれに曝露され、彼らの体内概日リズムは掻き乱される。この結果としての予後はまだわかっていないが、シフトワークと時差ぼけの模擬実験を齧歯動物を用いて行うと、シフトワークスケジュールを続けた動物の方が正規の睡眠・覚醒と明・暗周期を持続させた動物より、若死する。

シフトワークと時差ぼけと悪性腫瘍

　シフトワークと悪性腫瘍のリスクの関係は、最近注目を集めてきた。(すべてではないが)多くの疫学研究では、夜通しの仕事を定職としている交替制勤務の女性と、定期便でタイムゾーンを超えて搭乗しているフライトアテンダントでは、乳癌のリスクが約50％増加したと報告している。入手可能なエビデンスをレビューし、WHO(世界保健機関)は2007年に、「概日周期を乱す交替制勤務は、ヒトに対し発癌性の恐れがある」と述べ、交替勤務を、紫外線とディーゼルエンジン排気ガス[グループ2A；発癌の可能性(probable carcinogen)]と同様のカテゴリーに分類した。その後間もなく、デンマーク政府は、職業上の根拠で乳癌に罹患したと認定される数十

人の交代勤務労働者とフライトアテンダントに補償を行った。女性の交替勤務者の大腸癌のリスクの若干の増加と、男性では、前立腺癌のリスクの増加のエビデンスもみられている(しかし、念のため、必ずしもすべての研究でこのことがいわれているわけではない)。

こうした疫学研究は、これらの病気の原因となる機序を説明することができないが、こうした勤務スケジュールが癌のリスクに関係するという多くの仮説がある。動物における研究では、光誘発性の松果体ホルモンのメラトニンの分泌抑制や、松果体摘出が、腫瘍の増殖率を増大させることが知られており、おそらくこれは、腫瘍に対する養分の利用性を増加させるためであろう。興味深いことに、全盲の女性では乳癌のリスクが眼の見える女性に比べ約50％減少しており、人工衛星による夜間の光汚染の強度に関する概算では、(肺癌ではなく)乳癌のリスクと相関していた。

メラトニンも、有力なフリーラジカル・スカベンジャー[注9]で、これも、癌細胞による損傷を防止し、その増殖抑制に働く可能性がある。細胞分裂周期は概日周期の支配を受けており、したがって、交替勤務による末梢臓

注9) フリーラジカル・スカベンジャー(free-radical scavenger)
　　フリーラジカルは、不対電子をもっている化学物質のことであり、この中に、酸素活性の強い活性酸素がある(但し、活性酸素にはフリーラジカルでないものもある)。フリーラジカルも活性酸素も、共に、本来は、身体に侵入する細菌やウイルスなどから身体を守る役割を果たしているが、これらが過剰に生じると、酸化ストレスにより細胞に傷害を与え、癌や老化の原因になるとされる。これに対し、フリーラジカル・スカベンジャーは、フリーラジカルの生成を抑制したり、生成したフリーラジカルを消去したり、フリーラジカルにより傷害を受けたDNA、脂質や蛋白質などを修復、再生する。つまり、このスカベンジャーは余分に発生した有害なフリーラジカルを無害なものとし、フリーラジカルから生体を守る働きがある。
　　余分に発生した活性酸素を除去する働き(抗酸化作用)をもったスカベンジャーとしての抗酸化物質には、グルタチオン、アスコルビン酸、α-トコフェロール、メラトニン、ポリフェノール、フラボノイド、カテキンなどがある。

器の細胞周期性の破綻が細胞の損傷を起こしやすくする可能性がある；特に、動物の腫瘍は、メラトニンを産生しない動物の種においてさえ、「ジェットラグ」スケジュールを続けると、正常な明・暗周期のスケジュールに置いた場合より増殖が速くなる。腫瘍も概日リズムをもっていて、あるケースでは、特に時間を定めた化学療法が持続点滴治療より有効だということが知られている。おそらくこれは、1日のうちの特定の異なる時間に腫瘍細胞損傷の与えやすさが増加するためであろう。中心の概日時計遺伝子 (circadian clock gene) は、腫瘍の発育に関係していることが知られていて——例えば、*Period2*遺伝子は有力な腫瘍抑制因子だ。「knocking out」*Per2* は、腫瘍の発育とホストの死を加速し、*Period3*遺伝子多型性は、閉経前の女性の乳癌の有病率の増加と関係があるとされてきた。

　こうした疫学と動物によるデータは、光曝露、概日リズムの破綻、メラトニンと癌の間に密接な関係があるということを示唆している一方、メラトニン・レベル、光曝露、概日リズムの変化が、悪性腫瘍のリスクを変化させ、合成メラトニンを服用することが癌のリスクとその増殖に影響を及ぼすという直接的な証拠は、ヒトではまだない。これらの関係を探索するためにさらなる研究が進行中だ。

連続体としての睡眠と概日リズムの破綻

　睡眠障害と概日リズムの破綻は、「どちらか一方のみ」が起こるということではない；その破綻の程度は相対的で、相互依存的に連続性をもったものと考えられている。あなた自身の固有の睡眠、概日位相、あるいはメラトニン・レベル、それ自体が完璧なレベルであっても、これらの相対的な変化が重要なことなのかも知れない。研究は、睡眠と概日リズム障害それぞれの最も極端な例に焦点を当ててきたが、睡眠と概日位相の、比較的小

さいが慢性の日常的変化もまた、健康に対してある程度の影響があるということだ。しかし、われわれはこのことをいまだ明らかにし得ていない。あなた自身の睡眠・覚醒周期の変動しやすさについて考えた場合；就業日から非就業日へ、あなたの睡眠はどのように変化するのか？　何かの目的で、特に夜遅くまで起きていたり、特に早起きしたり、何回しているだろうか？　病気、子ども、ペット、騒音、光汚染、ストレス、パーティー（集まり、会）などで、あなたの睡眠パターンが、予想外に変化しているだろうか？　睡眠・覚醒パターンの変化についても、明・暗曝露の変化が、あなたの概日時計の時間調節に影響しているかも知れないということを念頭に置くべきだ。

　したがって、こうした日々の変化と関係がある健康リスクは何か？　ということが、問題となる。わずかながら、この変化がごく最近、進化の過程の中で起こってきており、これは「自然に反した変化」だと考えられる――電気光出現以前、われわれの先祖は自然の明・暗周期に密接に関係した睡眠パターンをもっていた。「深夜」と「正午」は、われわれの睡眠・覚醒周期に関係して、もはや、正確な用語ではなく、「真夜中（middle of the night）」を超えるまで、われわれはしばしば、床に就くことさえしない。例えば、メラトニン産生は通常、ほの暗い光の環境で、午後9～10時に始まる。比較的暗い室内の光の中でさえ、起きているとメラトニン産生は著しく抑制され、メラトニンは減少する。（夜間睡眠時間が極端に「短い（0時間）」の）交替勤務労働者と同様に、特に長時間睡眠（夜間9時間以上）の女性は、夜間6時間以上、7～8時間眠る女性と比較して、乳癌が少ない。

　睡眠不足、概日リズム破綻、夜間の光曝露による人の健康に及ぼす影響にさらに理解が進むまで、健康な人々はもっと多く睡眠をとり、規則正しい睡眠・覚醒スケジュールを心がけ、夜間の光曝露を最小限にするべきだ

という考えに、最近のエビデンスは照準を定めている現状だ。社会としては、われわれは眠ることと暗闇にフレンドリーな生き方やライフスタイルを促進し、そして、われわれの身体、われわれの脳、われわれの健康を回復させるための時間として、夜間の休息を優先させ、尊重し、じっくり享受する必要がある。睡眠という行為がなければ、われわれは生命を維持できず、そして、良質の睡眠をとらないと、さらに寿命を縮めることになる――だから、ぐっすりお休みなさい！！

本書第6章「不眠症」に睡眠薬の記載があるが(83、84頁)、日本で採用されていないものもあり、この章の睡眠薬に加え、現在、日本で使用されている睡眠薬について、参考のために表としてまとめた。

参考表．ベンジアゼピン受容体作動性睡眠薬[*2,3]

一般名	薬剤名	半減期(時間)	筋弛緩作用
トリアゾラム(Triazolam)	ハルシオン	超短(2〜4)	＋
ブロチゾラム(Brotizolam)	レンドルミン	短(3〜7)	±〜＋
リルマザフォン(Rilmazafone)	リスミー	短(10)	±
ロルメタゼパム(Lormetazepam)	エバミール	短(10)	＋
エチゾラム(Etizolam)	デパス	短(6)	＋＋
テマゼパム(Temazepam)	(本邦未発売)	中(6〜20)	?
エスタゾラム(Estazolam)	ユーロジン	中(24)	＋〜＋＋
ニトラゼパム(Nitrazepam)	ベンザリン	中(28)	＋〜＋＋
フルニトラゼパム(Flunitrazepam)	ロヒプノール、サイレース	中(24)	＋〜＋＋
フルラゼパム(Flurazepam)	ダルメート	長(65)	＋＋
クアゼパム(Quazepam)	ドラール	長(36)	±
ゾルピデム(Zolpidem)[*1]	マイスリー	超短(2)	±
ゾピクロン(Zopiclone)[*1]	アモバン	超短(4)	±
エスゾピクロン(Eszopiclone)[*1]	ルネスタ	超短(5〜6)	±
ザレプロン(Zaleplon)[*1]	(本邦未発売)	超短(1)	?

(超短：超短時間作用型、短：短時間作用型、中：中間作用型、長：長時間作用型)
[*1]ベンゾジアゼピン類似作用をもつ非ベンゾジアゼピン系 Z-drug
[*2]ベンゾジアゼピン受容体作動性睡眠薬…GABA$_A$受容体と共同して働き、睡眠・鎮静作用を発揮し、睡眠を誘導する。主な作用は4つ、筋弛緩、催眠鎮静、抗不安、抗痙攣である。
[*3]その他のベンゾジアゼピン受容体作動性睡眠薬以外の睡眠薬
・メラトニン受容体作動薬…体内時計を介した睡眠薬
 ラメルテオン(Ramelteon)ロゼレム®(半減期1時間)：視交叉上核のMT1、MT2に選択的に作用し、SCNの機能を調節することにより睡眠に誘導する。
・オレキシン受容体拮抗薬…覚醒保持に関連した神経系を遮断
 スボレキサント(Suvorexant)ベルソムラ®(半減期10時間)：2種類のオレキシン受容体(OX1受容体とOX2受容体)の選択的拮抗薬で、オレキシンニューロンの神経支配を受けている覚醒を促す神経核に作用し、睡眠を誘導する。
[注意]睡眠薬は、睡眠の補助薬として使用するのが原則で、初めから睡眠薬を使用するのではなく、あくまでも睡眠衛生遵守のための正しい生活指導が優先される(第6章参照)。
(厚生労働科学研究班，日本睡眠学会ワーキンググループ：睡眠薬の適正な使用と休薬のための診療ガイドライン. 2013，ストール精神科治療薬処方ガイド. 第2版, 2011, 田ヶ谷浩邦，内山　真：不眠症の新しい展開. 臨床精神薬理7：173-181, 2004, 向井淳子，井上雄一：睡眠薬. 精神科必須薬を探る，宮岡　等(編著)，pp 86-87，中外医学社，東京，2004を参考に作成)

参考文献

Chapter 1：睡眠についての歴史的変遷
J. A. Hobson, *Sleep*(Scientific American Library Series)(W. H. Freeman, 1995).
N. Kleitman, *Sleep and Wakefulness*(University of Chicago Press, 1939, 1963).

Chapter 2：睡眠の発生と制御 —— 基本構造
J. Arendt, *Melatonin and the Mammalian Pineal Gland*(Chapman & Hall, 1995).
D. J. Dijk, 'Regulation and functional correlates of slow wave sleep', *Journal of Clinical Sleep Medicine*, 2009, 5(2 Suppl)：S6-15. Available at：http://www.ncbi.nlm.nih.gov/pmc/articles/PMC2824213/pdf/jcsm.5.2S.S6.pdf
D. J. Dijk and S. W. Lockley, 'Integration of human sleep-wake regulation and circadian rhythmicity', *Journal of Applied Physiology*, 2002, 92(2)：852-62. Available at：http://jap.physiology.org/content/92/2/852.full.pdf
R. G. Foster and L. Kreitzman, *Rhythms of Life：The Biological Clocks that Control the Daily Lives of Every Living Thing*(Profile Books, 2004).
J. A. Hobson, *Dreaming：A Very Short Introduction*(Oxford University Press, 2005).
S. N. Peirson, S. Halford, and R. G. Foster, 'The evolution of irradiance detection：melanopsin and the non-visual opsins', *Philosophical Transactions of the Royal Society London, B：Biological Sciences*, 2009, 364(1531)：2849-65. Available at：http://www.ncbi.nlm.nih.gov/pmc/articles/PMC2781857/pdf/rstb20090050.pdf

Chapter 3：眠る脳
C. Cirelli, 'The genetic and molecular regulation of sleep：from fruit flies to humans', *Nature Reviews Neuroscience*, 2009, 10(8)：
549-60. Available at：http://www.ncbi. nlm.nih.gov/pmc/articles/PMC2767184/pdf/nihms152790.pdf
A. Crocker and A. Sehgal, 'Genetic analysis of sleep', *Genes and Development*, 2010, 24(12)：1220-35. Available at：http://www.ncbi.nlm.nih.gov/pmc/articles/PMC2885658/pdf/1220.pdf
P. M. Fuller, C. B. Saper, and J. Lu, 'The pontine REM switch：past and present', *Journal of Physiology*, 2007, 584(Pt 3)：735-41. Available at：http://www.ncbi.nlm.nih.gov/pmc/articles/PMC2276987/pdf/tjp0584-0735.pdf
M. Hastings, J. S. O'Neill, and E. S. Maywood, 'Circadian clocks：regulators of endocrine and metabolic rhythms', *Journal of Endocrinology*, 2007, 195(2)：187-98. Available at：http://joe.endocrinology-journals.org/content/195/2/187.full.pdf
J. M. Krueger, D. M. Rector, S. Roy, H. P. Van Dongen, G. Belenky, and J. Panksepp, 'Sleep as a fundamental property of neuronal assemblies', *Nature Reviews Neuroscience*, 2008, 9(12)：910-19. Available at：http://www.ncbi.nlm.nih.gov/pmc/articles/PMC2586424/pdf/nihms78194.pdf
R. W. McCarley, 'Neurobiology of REM and NREM sleep', *Sleep Medicine*, 2007, 8(4)：302-30.

M. O'Shea, *The Brain*：*A Very Short Introduction*(Oxford University Press, 2006).
C. B. Saper, P. M. Fuller, N. P. Pedersen, J. Lu, and T. E. Scammell, 'Sleep state switching', *Neuron*, 2010, 68(6)：1023-42.

Chapter 4：睡眠の意味
R. Allada and J. M. Siegel, 'Unearthing the phylogenetic roots of sleep', *Current Biology*, 2008, 18(15)：R670-79. Available at：http://www.ncbi.nlm.nih.gov/pmc/articles/PMC2899675/pdf/nihms213677.pdf
P. McNamara, R. A. Barton, and C. L. Nunn(eds.), *Evolution of Sleep*：*Phylogenetic and Functional Perspectives*(Cambridge University Press, 2009).
E. Mignot, 'Why we sleep：the temporal organization of recovery', *PLoS Biology*, 2008, 6(4)：e106. Available at：http://www.ncbi.nlm.nih.gov/pmc/articles/PMC2689703/pdf/pbio.0060106.pdf
V. M. Savage and G. B. West, 'A quantitative, theoretical framework for understanding mammalian sleep', *Proceedings of the National Academy of Sciences USA*, 2007, 104(3)：1051-6. Available at：http://www.ncbi.nlm.nih.gov/pmc/articles/PMC1783362/pdf/zpq1051.pdf
R. Stickgold and M. P. Walker, 'Sleep-dependent memory consolidation and reconsolidation', *Sleep Medicine*, 2007, 8(4)：331-43. Available at：http://www.ncbi.nlm.nih.gov/pmc/articles/PMC2680680/pdf/nihms24106.pdf

Chapter 5：睡眠の7幕
R. Ferber, *Solve Your Child's Sleep Problems*, 2nd edn.(Fireside, 2006).
M. H. Hagenauer, J. I. Perryman, T. M. Lee, and M. A. Carskadon, 'Adolescent changes in the homeostatic and circadian regulation of sleep', *Developmental Neuroscience*, 2009, 31(4)：276-84. Available at：http://www.ncbi.nlm.nih.gov/pmc/articles/PMC2820578/pdf/dne0031-0276.pdf
I. Iglowstein, O. G. Jenni, L. Molinari, and R. H. Largo, 'Sleep duration from infancy to adolescence：reference values and generational trends', *Pediatrics*, 2003 Feb, 111(2)：302-7. Available at：http://pediatrics.aappublications.org/content/111/2/302.full.pdf
J. L. Martin and S. Ancoli-Israel, 'Sleep disturbances in long-term care'. *Clinical Geriatric Medicine*, 2008, 24(1)：39-50, vi. Available at：http://www.ncbi.nlm.nih.gov/pmc/articles/PMC2215778/pdf/nihms36700.pdf
M. L. Moline, L. Broch, R. Zak, and V. Gross, 'Sleep in women across the life cycle from adulthood through menopause', *Sleep Medicine Review*, 2003, 7(2)：155-77.
A. B. Neikrug and S. Ancoli-Israel, 'Sleep disorders in the older adult：a mini-review', *Gerontology*, 2010, 56(2)：181-9. Available at：http://www.ncbi.nlm.nih.gov/pmc/articles/PMC2842167/pdf/ger0056-0181.pdf
R. F. Riemersma-van der Lek, D. F. Swaab, J. Twisk, E. M. Hol, W. J. Hoogendijk, and E. J. Van Someren, 'Effect of bright light and melatonin on cognitive and noncognitive function in elderly residents of group care facilities：a randomized controlled trial', *Journal of the American Medical Association*, 2008, 299(22)：2642-55. Available at：http://jama.ama-assn.org/content/299/22/2642.full.pdf

Chapter 6：睡眠が障害されるとき
American Academy of Sleep Medicine, *International Classification of Sleep Disorders*

(ICSD-2), 2nd edn.(Rochester, MN: American Academy of Sleep Medicine, 2005).
L. Epstein and S. Mardon, *The Harvard Medical School Guide to a Good Night's Sleep* (McGraw-Hill, 2006).
S. Wilson and D. Nutt, *Sleep Disorders* (Oxford Psychiatry Library) (Oxford University Press, 2008).

Chapter 7：睡眠と健康
F. P. Cappuccio, M. A. Miller, and S. W. Lockley (eds.), *Sleep, Health and Society: From Aetiology to Public Health* (Oxford University Press, 2010).
K. L. Knutson, K. Spiegel, P. Penev, and E. Van Cauter, 'The metabolic consequences of sleep deprivation', *Sleep Medicine Review*, 2007, 11(3): 163-78. Available at: http://www.ncbi.nlm.nih.gov/pmc/articles/PMC1991337/pdf/nihms25263.pdf
K. Wulff, S. Gatti, J. G. Wettstein, and R. G. Foster, 'Sleep and circadian rhythm disruption in psychiatric and neurodegenerative disease', *Nature Reviews Neuroscience*, 2010, 11(8): 589-99.

Chapter 8：睡眠と社会
F. P. Cappuccio, A. Bakewell, F. M. Taggart, G. Ward, C. Ji, J. P. Sullivan, M. Edmunds, R. Pounder, C. P. Landrigan, S. W. Lockley, and E. Peile, for the Warwick EWTD Working Group. 'Implementing a 48-hour EWTD-compliant rota for junior doctors in the UK does not compromise patients' safety: assessor-blind pilot comparison', *Quarterly Journal of Medicine*, 2009, 102(4): 271-82. Available at: http://www.ncbi.nlm.nih.gov/pmc/articles/PMC2659599/pdf/hcp004.pdf
C. A. Czeisler, 'Medical and genetic differences in the adverse impact of sleep loss on performance: ethical considerations for the medical profession', *Transactions of the American Clinical and Climatological Association*, 2009, 120: 249-85. Available at: http://www.ncbi.nlm.nih.gov/pmc/articles/PMC2744509/pdf/tacca120000249.pdf
F. Danner and B. Phillips, 'Adolescent sleep, school start times, and teen motor vehicle crashes', *Journal of Clinical Sleep Medicine*, 2008, 4(6): 533-5. Available at: http://www.ncbi.nlm.nih.gov/pmc/articles/PMC2603528/pdf/jcsm.4.6.533.pdf
C. B. Jones, J. Dorrian, and S. M. Rajaratnam, 'Fatigue and the criminal law', *Industrial Health*, 2005, 43(1): 63-70. Available at: http://www.jstage.jst.go.jp/article/indhealth/43/1/63/_pdf
A. C. Levine, J. Adusumilli, and C. P. Landrigan, 'Effects of reducing or eliminating resident work shifts over 16 hours: a systematic review', *Sleep*, 2010, 33(8): 1043-53. Available at: http://www.ncbi.nlm.nih.gov/pmc/articles/PMC2910534/pdf/aasm.33.8.1043.pdf
R. P. Millman, 'Excessive sleepiness in adolescents and young adults: causes, consequences, and treatment strategies', *Pediatrics*, 2005, 115(6): 1774-86. Available at: http://pediatrics.aappublications.org/content/115/6/1774.full.pdf
J. L. Temple, 'Caffeine use in children: what we know, what we have left to learn, and why we should worry', *Neuroscience and Biobehavioral Reviews*, 2009, 33(6): 793-806. Available at: http://www.ncbi.nlm.nih.gov/pmc/artieles/PMC2699625/pdf/nihms117089.pdf
S. J. Williams, *Sleep and Society: Sociological Ventures into the Un(known)* (Routledge, 2005).

Chapter 9：24 時間社会

T. Akerstedt and K. P. Wright, 'Sleep loss and fatigue in shift work and shift work disorder', *Sleep Medicine Clinics*, 2009, 4(2)：257-71. Available at：http://www.ncbi.nlm.nih.gov/pmc/articles/PMC2904525/pdf/nihms215779.pdf

J. Arendt, 'Jetlag and shift work：(2)Therapeutic use of melatonin', *Journal of the Royal Society of Medicine*, 1999, 92(8)：402-5. Available at：http://www.ncbi.nlm.nih.gov/pmc/articles/PMC1297315/pdf/jrsocmed00006-0022.pdf

P. Cinzano, F. Falchi, and C. D. Elvidge, 'The first world atlas of the artificial night sky brightness', *Monthly Notices of the Royal Astronomical Society*, 2001, 328：689-707. Available at：http://www.lightpollution.it/cinzano/download/0108052.pdf

C. I. Eastman and H. J. Burgess, 'How to travel the world without jet lag', *Sleep Medicine Clinics*, 2009, 4(2)：241-55. Available at：http://www.ncbi.nlm.nih.gov/pmc/articles/PMC2829880/pdf/nihms166069.pdf

S. Folkard and P. Tucker, 'Shift work, safety and productivity', Occupational Medicine (London), 2003, 53(2)：95-101. Available at：http://occmed.oxfordjournals.org/content/53/2/95.full.pdf

A. Knutsson, 'Health disorders of shift workers', Occupational Medicine(London), 2003, 53(2)：103-8. Available at：http://occmed.oxfordjournals.org/content/53/2/103.full.pdf

R. L. Sack, D. Auckley, R. R. Auger, M. A. Carskadon, K. P. Wright, Jr, M. V. Vitiello, and I. V. Zhdanova, 'Circadian rhythm sleep disorders：Part I, basic principles, shift work and jetlag disorders', *Sleep*, 2007, 30(11)：1460-83. Available at：http://www.ncbi.nlm.nih.gov/pmc/articles/PMC2082105/pdf/aasm.30.11.1460.pdf

R. G. Stevens, D. E. Blask, G. C. Brainard, J. Hansen, S. W. Lockley, I. Provencio, M. S. Rea, and L. Reinlib, 'Meeting report：the role of environmental lighting and circadian disruption in cancer and other diseases', *Environmental Health Perspectives*, 2007, 115 (9)：1357-62. Available at：http://www.ncbi.nlm.nih.gov/pmc/articles/PMC1964886/pdf/ehp0115-001357.pdf

睡眠に関するウェブサイト

www.understandingsleep.org

Website of the Sleep and Health Education Program, Division of Sleep Medicine, Harvard Medical School, Boston, MA, USA

www.ncbi.nlm.nih.gov/pubmed/

Website of the US National Library of Medicine National Institutes of Health database of scientific papers

文献(本文中で引用してある文献)

1) Groeger JA, et al：Sleep quantity, sleep difficulties and their perceived consequences in a representative sample of some 2000 British adults. J Sleep Res 13(4)：359-371, 2004.
2) Kleitman N, Englemann TG：Sleep characteristics of infants. J Appl Physiol 6：269-282, 1953.
3) Dijk DJ, Lockley SW：Integration of human sleep-wake regulation and circadian rhythmicity. J Appl Physiol 92(2)：852-862, 2002.
4) Dijk DJ, Czeisler CA：Contribution of the circadian pacemaker and the sleep homeostat to sleep propensity, sleep structure, electroencephalographic slow waves, and sleep spindle activity in humans. J Neurosci 15(5Pt1)：3526-3538, 1995.
5) Cajochen C, Khalsa SB, Wyatt JK, et al：EEG and ocular correlates of circadian melatonin phase and human performance decrements during sleep loss. Am J Physiol 277(3Pt2)：R640-R649, 1999.
6) Arendt J, Skene DJ：Melatonin as a chronobiotic. Sleep Med Rev 9(1)：25-39, 2005.
7) Dawson D, Reid K：Fatigue, alcohol and performance impairment. Nature 388(6639)：235-237, 1997.
8) Folkard S, Lombardi DA：Modeling the impact of the components of long work hours on injuries and "accidents". Am J Ind Med 49(11)：953-963, 2006.

■ 翻訳出版にあたり参考にさせて頂いた書籍および論文

1) 有田秀穂：脳内物質のシステム神経生理学；精神精気のニューロサイエンス．中外医学社，東京，2006．
2) 安西英明：基本がわかる野鳥 eco 図鑑；野鳥がわかると命のつながりが見える．東洋館出版社，東京，2008．
3) 池田正明：私が名付けた遺伝子 *Bmal1*；発表 10 年を振り返って．時間生物学 13(2)：2-7，2007．
4) 井上昌次郎，青木　保：動物たちはなぜ眠るのか．丸善，東京，1996．
5) 井上昌次郎：眠りを科学する．朝倉書店，東京，2006．
6) 井上昌次郎：ヒトはなぜ眠るのか．講談社，東京，2012．
7) 井上弘幸：ケクレは本当に夢を見たか；科学の創造性と夢．化学 42(1)：23-27，1987．
8) 井上雄一，林　光緒：眠気の科学；そのメカニズムと対応．朝倉書店，東京，2011．
9) 井上雄一，岡島　義(編)：不眠の科学．朝倉書店，東京，2012．
10) 巌佐　庸，松本忠夫，菊沢喜八郎，日本生態学会(編)：生態学事典．共立出版，東京，2003．
11) 内山　真，ほか：精神疾患にみられる不眠と過眠への対応．精神神経誌 112(9)：899-904，2010．
12) 内山　真(編)：睡眠障害の対応と治療ガイドライン，第 2 版．じほう，東京，2012．
13) NHK 放送文化研究所 (世論調査部)：2010 年国民生活時間調査報告書．NHK 放送文化研究所，東京，2011．
14) 遠藤洋子：メンデレーフ学説 (40°が最適) をめぐる議論．いまどきロシアウォッカ事情．東洋書店，東京，2006．
15) 大川匡子(監)，内山　真(編)：臨床医のための睡眠・覚醒障害ハンドブック．メディカルレビュー社，東京，2002．
16) 大熊輝雄：臨床脳波学．第 5 版．医学書院，東京，1999．
17) 大熊輝雄(監)：Q&A 知っておきたい睡眠障害質問箱 100．メディカルレビュー社，東京，2003．
18) 大熊輝雄：やさしい睡眠障害の自己管理．改訂版．医薬ジャーナル社，東京，2009．
19) 太田龍朗：睡眠障害ガイドブック；治療とケア．弘文堂，東京，2006．
20) 神山　潤：睡眠の生理と臨床；健康を育む「ねむり」の科学．改訂第 2 版．診断と治療社，東京，2008．
21) 桑原万寿太郎：動物の体内時計．岩波書店，東京，1966．
22) 国土交通省自動車局自動車運送事業に係る交通事故要因分析検討会：自動車運送事業に係る交通事故要因分析検討会報告書 (平成 24 年度)．2013．
23) 後藤文男，天野隆弘：臨床のための神経機能解剖学．中外医学社，東京，1992．
24) 櫻井　武：睡眠の科学；なぜ眠るのかなぜ目覚めるのか．講談社，東京，2010．
25) 三省堂編修所(編)：コンサイス外国人名事典．第 3 版．相田重夫，ほか(監)．三省堂，東京，1999．
26) 立花直子，大阪スリープヘルスネットワーク(編)：睡眠医学を学ぶために；専門医の伝える実践睡眠医学．永井書店，大阪，2006．
27) 中沢洋一(編)：睡眠・覚醒障害；診断と治療ハンドブック．メディカルレビュー社，東京，1991．
28) ナサニエル・クレイトマン(著)：睡眠と覚醒．粥川裕平，松浦千佳子(訳)．ライフ・サイエンス，東京，2013．

29) 日本睡眠学会(編)：睡眠学ハンドブック．朝倉書店，東京，1994．
30) 日本生態学会(編)：行動生態学．シリーズ現代の生態学，第5巻，共立出版，東京，2012．
31) 林　光緒：居眠り運転発生の生理的メカニズム．国際交通安全学会誌38(1)：49-56，2013．
32) 古池保雄(監)，野田明子，中田誠一，尾崎紀夫(編)：基礎からの睡眠医学．名古屋大学出版会，名古屋，2010．
33) 増渕　悟：哺乳類の行動リズムと時計遺伝子．時間生物学18(1)：15-21，2012．
34) 松浦雅人(編)：睡眠検査学の基礎と臨床．新興医学出版社，東京，2009．
35) ラッセル・フォスター，レオン・クライツマン(著)，本間徳子(訳)：生物時計はなぜリズムを刻むのか．日経BP社，東京，2006．
36) American Academy of Sleep Medicine：The International Classification of Sleep Disorders, Second Edition；Diagnostic & Coding Manual [日本睡眠学会診断分類委員会(訳)：睡眠障害国際分類 第2版；診断とコードの手引．医学書院，東京，2010]．
37) American Psychiatric Association：Quick Reference to the Diagonostic Criteria from DSM-Ⅳ-TR [高橋三郎，大野　裕，染矢俊幸(訳)：DSM-Ⅳ-TR　精神疾患の分類と診断の手引 新訂版．医学書院，東京，2003]．
38) American Psychiatric Association(編)，日本精神神経学会(監)：DSM-5　精神疾患の診断・統計マニュアル．Diagnostic and Statistical Manual of Mental Disorders. 5th ed，医学書院，東京，2014．
39) Benjamin JS, Viginia AS：Kaplan & Sadock's Synopsis of Psychiatry；Behavioral Sciences Clinical Psychiatry. 9th ed, 1994 [井上令一，四宮滋子(監訳)：カプラン臨床精神医学テキスト 第2版；DSM-Ⅳ-TR 診断基準の臨床への展開．メディカル・サイエンス・インターナショナル，東京，2004]．
40) G. G. ルース(著)，団まりな(訳)：生理時計；Body Time．思索社，東京，1991．
41) J. アラン・ホブソン：SAライブラリー7；眠りと夢．井上昌次郎，河野栄子(訳)，東京化学同人，東京，1991．
42) Stahl SM：Essential Psychopharmacology；The Prescriber's Guide [仙波純一(訳)：精神科治療薬処方ガイド．メディカル・サイエンス・インターナショナル，東京，2006]．
43) Ron Hale-Evans(著)，夏目　大(訳)：Mindパフォーマンス Hacks；脳と心のユーザーマニュアル．オライリー・ジャパン，東京，2007．
44) W. C. デメント(著)，大熊輝雄(訳)：スリープ・ウォッチャー．みすず書房，東京，1994．
45) Aserinsky E, Kleitman N：Regularly occurring periods of eye motility, and concomitant phenomina, during sleep. Science 118：273-274, 1953.
46) Berger H：Über das Elektroenkephalogramm des Menschen. Arch Psychiatr Nervenkr 87：527-570, 1929.
47) Borbély AA：A two-process model of sleep regulation. Hum Neurobiol 1(3)：195-204, 1982.
48) Caruso CC：Possible broad impacts of long work hours. Ind Health 44(4)：531-536, 2006.
49) Gloor P：Hans Berger on the electroencephalogram of man. Electroencephalogr Clin Neurophysiol 28(Suppl)：1-36, 1969.
50) Ikeda M, Nomura M：cDNA cloning and tissue-specific expression of a novel basic helix-loop-helix/PAS protein (BMAL1) and identification of alternatively spliced variants with alternative translation initiation site usage. Biochem Biophys Res Commun 233(1)：258-264, 1997.
51) Levi-Montalcini R, Piccolino M, Wade NJ：Giuseppe Moruzzi；a tribute to a "formidable" scientist and a "formidable" man. Brain Res Rev 66：256-269, 2011.

52) Lu J, Sherman D, Devor M, et al：A putative flip-flop switch for control of REM sleep. Nature 441：589-594, 2006.
53) Meir H：Atlas of clinical sleep medicine. Kryger Saunders Elsevier, Philadelphia, 2009.
54) Millett D：Hans Berger：from psychic energy to the EEG. Perspectives in Biology and Medicine 44(4)：522-542, 2001.
55) Minors DS, Waterhouse JM：Anchor sleep as a synchronizer of rhythms on abnormal routines. Int J Chronobiol 7(3)：165-188, 1981.
56) Paula K, Angera C, Cara S, et al：Laboratory and field studies of naps and caffeine as practical countermeasures for sleep-wake problems associated with night work. Sleep 29(1)：39-50, 2006.
57) Rechtschaffen A, Kales A：A manual of standardized terminology, techniques and scoring system for sleep stages of human subjects. University of California, Los Angeles, Government Printing office, Washington DC, 1968.
58) Reyner LA, Horne JA：Suppression of sleepiness in drivers；combination of caffeine with a short nap. Psychophysiology 34(6)：721-725, 1997.
59) Sakurai T, Amemiya A, Ishii M, et al：Orexins and orexin receptors；a family of hypothalamic neuropeptides and G protein-coupled receptors that regulate feeding behavior. Cell 92(4)：573-585, 1998.
60) Sakurai T：The neural circuit of orexin (hypocretin)；maintaining sleep and wakefulness. Nat Rev Neurosci 8(3)：171-181, 2007.
61) Saper CB, Scammell TE, Lu J：Hypothalamic regulation of sleep and circadian rhythms. Nature 437：1257-1263, 2005.
62) Saper CB, Fuller PM, Pederson NP, et al：Sleep state switching. Neuron 68：1023, 2011.
63) T. J. La Vaque：The history of EEG；Hans Berger：psychophysiologist；a historical vignette. Journal of Neurotherapy；Investigations in Neuromodulation, Neurofeedback and Applied Neuroscience 3(2)：1-9, 1999.
64) Thorpy MJ, Yager J：The encyclopedia of sleep and sleep disorders. Facts on File, New York, 1991.

翻訳出版にあたり参考にさせて頂いた原著者の書籍・論文

[Foster RG]

1) Foster RG, Kreitzman L：Rhythms of Life；The biological clocks that control the daily lives of every living thing. Yale University Press, New Haven, 2005.
2) Foster RG, Hankins MW：Circadian vision. Curr Biol 17(17)：R746-R751, 2007.
3) Foster RG, Roenneberg T：Human responses to the geophysical daily, annual and lunar cycles. Curr Biol 18(17)：R784-R794, 2008.
4) Halford S, Pires SS, Turton M, et al：VA opsin-based photoreceptors in the hypothalamus of birds. Curr Biol 19(16)：1396-1402, 2009.
5) Cuthbertson FM, Peirson SN, Wulff K, et al：Blue light-filtering intraocular lenses；review of potential benefits and side effects. J Catalact Refract Surg 35(7)：1281-1297,

2009.
6) Foster RG, Kreitzman L : Seasons of Life ; The biological rhythms that enable living things to thrive and survive. Yale University Press, New Haven, 2009.
7) Foster RG : A sense of time ; body clocks, sleep and health. Dtsch Med Wochenschr 135 : 2601-2608, 2010.
8) Peirson SN, Foster RG : Non-image forming photoreceptors. Protein Reviews 12 : 105-113, 2010.
9) Wulff K, Gatti S, Wettstein JG, et al : Sleep and circadian rhythm disruption in psychiatric and neurodegenerative disease. Nat Rev Neurosci 11 (8) : 589-599, 2010.
10) Peirson SN, Foster RG : Bad light stops play. EMBO Rep 12 (5) : 380, 2011.
11) Foster RG, et al : Biological clocks ; Who in this place set up a sundial? Curr Biol 22 (10) : R405-R407, 2012.
12) Foster RG, et al : Sleep and circadian rhythm disruption in social jetlag and mental illness. Prog Mol Biol Transl Sci 119 : 325-346, 2013.

[Lockley SW]
1) Lockley SW, Cronin JW, Evans EE, et al ; Harvard Work Hours, Health and Safety Group : Effect of reducing interns' weekly work hours on sleep and attentional failures. N Engl J Med 351 (18) : 1829-1837, 2004.
2) Lockley SW : Timed melatonin treatment for delayed sleep phase syndrome ; the importance of knowing circadian phase. Sleep 28 (10) : 1214-1216, 2005.
3) Lockley SW, Evans EE, Scheer FA, et al : Short-wavelength sensitivity for the direct effects of light on alertness, vigilance, and the waking electroencephalogram in humans. Sleep 29 (2) : 161-168, 2006.
4) Lockley SW : Safety considerations for the use of blue-light blocking glasses in shift-workers. J Pineal Res 42 (2) : 210-211, 2007.
5) Lockley SW, Arendt J, Skene DJ : Visual impairment and circadian rhythm disorders. Dialogues Clin Neurosci 9 (3) : 301-314, 2007.
6) Lockley SW, Dijk DJ, Kosti O, et al : Alertness, mood and performance rhythm disturbances associated with circadian sleep disorders in the blind. J Sleep Res 17 (2) : 207-216, 2008.
7) Gordon JA, Alexander EK, Lockley SW, et al : Does simulator-based clinical performance correlate with actual hospital behavior? The effects of extended work hours on patient care provided by medical interns. Acad Med 85 (10) : 1583-1588, 2010.
8) Ftouni S, Sletten TL, Howard M, et al : Objective and subjective measures of sleepiness, and their associations with on-road driving events in shift workers. J Sleep Res 22 (1) : 58-69, 2013.

■ 日本語版あとがき

　本書は、Steven W. Lockley & Russell G. Foster の *SLEEP：A Very Short Introduction*(Oxford University Press, 2012)の本文を全訳したものです。
　原著者の Lockley と Foster は共に睡眠科学の中でも時間生物学領域の先端的研究の第一人者で、Foster は現在、Oxford 大学 Brasenose College の概日神経科学部門教授で、概日神経生物学、光受容体生物学を専門としています。Lockley は Harvard 大学大学院准教授(睡眠・概日リズム障害部門)で、ヒトの概日リズム障害の生理学的、疫学的研究などに携わっています。
　昨今、電子機器が溢れ、私たちはその利便性を享受する一方で、夜遅くまで、テレビの視聴、テレビゲーム、ネットサーフィンに興じ、大切な睡眠時間をじわじわと侵食され、また日々の生活や雑用に追われ、ややもすると、眠る時間を切り詰め、あるいは不眠に陥り、日中の眠気のため、仕事や学業に支障をきたす場合が少なくありません。「睡眠」に関する知識は、私たちの日常生活には不可欠で、近年「睡眠」に対する関心がとみに高まってきています。
　睡眠のメカニズムはどうなっているのか？　どのようにしたら効率のよい安らかな睡眠がとれるのか？　睡眠を切り詰めると私たちの身体にはどういう害があるか？　海外旅行の時差ぼけの賢い解消法は？　夢は見ない方がよいのか？　睡眠と病気はどういう関係にあるのか？　など、日常生活の中で、睡眠にまつわるさまざまな疑問が次々と湧いてきます。
　本書は、1. 睡眠についての歴史的変遷、2. 睡眠の発生と制御(睡眠の基本構造)、3. 眠る脳(睡眠発生に関係する脳構造と神経伝達物質のシステム)、4. 睡眠の意味(動物の睡眠から睡眠の意味を考える)、5. 睡眠の7幕(ヒトの一生と睡眠)、6. 睡眠が障害されるとき(さまざまな睡眠障害)、7. 睡眠と健康、8. 睡眠と社会、9. 24時間社会という、9項目のテーマで構成され、Lockley と Foster は、このコンパクトな紙面の中で睡眠について順を追って詳しく説明し、また、単なる知識を得るためのテキストに終わらず、むしろ健やかな睡眠をとるための啓発書として、現代社会やその中で暮らす私たちはどうあるべきかを読者に語りかけ、具体的かつ懇切丁寧に説明し、私たちの日常の疑問にも答えてくれます。
　学生や一般読者、医学をこれから学ぼうとする方々、医師、看護師、保健

医療に携わる保健医療専門職など医療の仕事に従事する方々にとって、睡眠に関する基礎知識を一通り知るうえでは最適の入門書です。

　また、NHKで2012年から放映している番組「スーパープレゼンテーション」はTED ConferenceのTED Talkから選択されたものですが、原著者の1人のFosterは、2013年8月に、TED Conferenceの姉妹版であるTED GlobalにおいてSpeakerを行っていて、TED Talk「Why we sleep?（Russell G. Foster）」という魅惑的な講演は、YouTubeでいつでも視聴することができます。

　なお、第9章の中の「時差ぼけは本当か？」の部分については、今回の邦訳にあたりOxford University Press社と原著者の御厚意で、図および本文が一部変更され、新たに改変されたものを翻訳致しました。文章の一部や単語の変更はありますが、オリジナルのものと内容や意味のうえでの大きな差異はありません。また、翻訳にあたり、本文欄外に用語、人名に関する脚注をできるだけ多く入れるように心がけました。

　近年、睡眠研究の進歩は目覚ましく、さまざまなことがわかってきています。世界の中でもとりわけ日本は睡眠研究のメッカで、最先端研究が行われ、また、研究者の手になる睡眠に関する参考書や解説書もたくさんあります。今回の翻訳にあたり、これらの多くの書籍や文献を参考にさせて頂きました。この一部を、原著者による参考文献以外に、参考図書リストとして巻末に掲載しました。なお、翻訳にあたり、細心の注意を払ったつもりですが、誤訳や用語の誤りなどお気づきのことがありましたら、御指摘頂ければ幸いです。

　最後に、本書を翻訳する機会を与えて頂いた株式会社ぱーそん書房社長山本美惠子さん、とても丁寧に校正および編集作業をして頂いた近野さくらさんに、この場を借りて心より御礼申し上げます。

平成27年5月吉日

郭　哲次

人名索引

Alcmaeon	アルクマイオン	4
Alexander Borbély	アレキサンダー・ボルベイ	16
Allan Rechtschaffen	アラン・レヒトシャッフェン	11
Anthony Kales	アンソニー・カレス	11
Aristotle	アリストテレス	4
Bruce Richardson	ブルース・リチャードソン	8
Clifford Saper	クリフォード・セイパー	43
Constantin von Economo	コンスタンチノ・フォン・エコノモ	7
Dmitri Mendeleev	ドミトリ・メンデレーフ	2
Emil Kraepelin	エミール・クレペリン	105
Eugene Aserinsky	ユージン・アセリンスキー	8
Friedrich Kekulé	フリードリヒ・ケクレ	2
Giuseppe Moruzzi	ジュゼッペ・モルッチ	9
Giuseppe Tartini	ジュゼッペ・タルテ…ィーニ	3
Hans Berger	ハンス・ベルガー	7,10
Henri Pieron	アンリ・ピエロン	5
Hippocrates	ヒポクラテス	4
Horace Magoun	ホーラス・マグーン	9
Irene Tobler	イレーヌ・トブラー	47
J. Allan Hobson	J. アラン・ホブソン	15
James Parkinson	ジェームズ・パーキンソン	109
Jean Pierre Flourens	ジーン・ピエール・フローレンス	6
Jerome Siegel	ジェローム・シーゲル	52
Luigi Rolando	ルイジ・ローランド	6
Michel Jouvet	ミシェル・ジュヴェ	9
Nathaniel Kleitman	ナサニエル・クレイトマン	8
Otto Loewi	オットー・レーヴィ	2
Paul Franken	ポール・フランケン	44
René Descartes	ルネ・デカルト	6
Richard Canton	リチャード・カートン	10
Richard Wagner	リヒャルト・ワグナー	3
Robert Louis Stevenson	ロバート・ルイス・スティーブンソン	2
Salvador Dali	サルバドール・ダリ	3
Samuel Taylor Coleridge	サミュエル・テイラー・コールリッジ	2
Thomas Edison	トーマス・エディソン	129

和文索引

あ

- アセチルコリン…………………………41
- アップ・レギュレーション……………36
- アデノシン……………39, 42, 116, 118
  - —— 受容体拮抗物質……………39
- アミトリプチリン………………………107
- アルコール………………………84, 107
- アルツハイマー病…………………77, 109
- 悪性腫瘍…………………………………105
- 悪夢…………………………91, 93, 95
- 朝型…………………………………21, 22
  - —— 指向性………………………44
- 足元のふらつき…………………………20

い

- いびき……………………………………91
- イミプラミン……………………………107
- インスリン………………………………101
  - —— 抵抗性………………………101
- インターロイキン………38, 39, 104
  - —— 1……………………………39
  - —— 1β…………………………38
  - —— 6……………………………104
- 位相前進…………………………………135
- 位相遅延……………………134, 135, 136
- 位相反応曲線…………………90, 134, 135
- 位相メーカー……………………………28
- 位相ロック………………………………24
- 医師の勤務時間…………………………123
- 医療事故…………………………………123
- 居眠り運転…………………………75, 115
  - —— 事故…………………112, 114
- 異常 REM 睡眠行動……………………110
- 遺尿………………………………………91
- 一酸化窒素………………………………38

う

- うつ病エピソード………………………107
- ウルトラディアンリズム………………65
- 運動障害…………………………………94
- 運動麻痺…………………………………59

え

- エネルギー維持…………………………57

お

- オシレーター……………………………16
- オレキシン…………………………45, 88
  - —— 作動性神経細胞……………41
  - —— 産生神経細胞………………41
- 温度調節…………………………………76

か

- カタプレキシー……………………44, 87
- カフェイン……23, 39, 51, 82, 116, 117
  - —— 摂取…………………118, 122
  - —— 誘発性不安…………………117
- 下外側背側核……………………………43
- 加齢…………………………………74, 77
  - —— 黄斑変性……………………76
- 介護施設…………………………………109
- 海洋哺乳動物……………………………48
- 外部同調…………………………………46
- 概日親時計……………………………34, 37
- 概日性の順応……………………………135
- 概日タイマー……………………………46
- 概日時計………………………65, 132, 133
  - —— の遅れ………………………119
- 概日ペースメーカー………17, 23, 77
- 概日リズム……………………………40, 143
  - —— 睡眠障害………………71, 89
  - —— 生成…………………………141
- 覚醒………………………………………40
  - —— 時幻覚………………………95
  - —— 促進…………………………40
- 学習………………………………61, 120
  - —— ・記憶強化仮説……………61
  - —— 課題後の断眠………………60
  - —— された不眠…………………81
- 学校始業時間……………………………120
- 桿体………………………………………25
- 感染防御抗体レベル……………………104
- 眼球 - SCN - 松果体経路………………28

ii

索 引

眼電図⋯⋯⋯⋯⋯⋯⋯⋯⋯⋯⋯⋯14

き

季節性感情障害⋯⋯⋯⋯26, 78, 103
記憶⋯⋯⋯⋯⋯⋯⋯⋯⋯⋯⋯⋯61
基底前脳⋯⋯⋯⋯⋯⋯⋯⋯39, 40
逆説睡眠⋯⋯⋯⋯⋯⋯⋯⋯⋯⋯14
逆説性不眠症⋯⋯⋯⋯⋯⋯⋯⋯80
休息・活動障害⋯⋯⋯⋯⋯⋯⋯78
急激な断眠⋯⋯⋯⋯⋯⋯⋯⋯⋯31
急速眼球運動⋯⋯⋯11, 33, 48, 110
強化⋯⋯⋯⋯⋯⋯⋯⋯⋯⋯⋯110
筋弛緩⋯⋯⋯⋯⋯⋯⋯⋯⋯14, 48
筋電図⋯⋯⋯⋯⋯⋯⋯⋯⋯⋯⋯14

く

クブラ・カーン⋯⋯⋯⋯⋯⋯⋯⋯2
クライン・レビン症候群⋯⋯⋯89
クロノバイオティクス⋯⋯⋯⋯90
クロミプラミン⋯⋯⋯⋯⋯⋯107
グレリン⋯⋯⋯⋯⋯⋯⋯⋯⋯102
空腹感⋯⋯⋯⋯⋯⋯⋯⋯⋯⋯102

け

ケアホーム⋯⋯⋯⋯⋯⋯⋯⋯⋯78
ゲノム操作⋯⋯⋯⋯⋯⋯⋯⋯⋯51
経鼻的持続陽圧呼吸法⋯⋯⋯⋯86
軽躁⋯⋯⋯⋯⋯⋯⋯⋯⋯⋯⋯107
傾眠⋯⋯⋯⋯⋯⋯⋯⋯⋯⋯⋯13
血管作動性腸管ペプチド⋯⋯⋯38

こ

コーチゾール⋯⋯⋯⋯⋯⋯17, 29
コリン作動系⋯⋯⋯⋯⋯⋯⋯⋯42
コリン作動性システム⋯⋯⋯⋯45
コリン作動性神経伝達物質⋯⋯41
子どもの睡眠⋯⋯⋯⋯⋯⋯⋯⋯68
甲状腺刺激ホルモン⋯⋯⋯⋯⋯30
交替制勤務⋯⋯⋯⋯⋯⋯⋯⋯141
光害⋯⋯⋯⋯⋯⋯⋯⋯⋯⋯⋯125
光感受性色素⋯⋯⋯⋯⋯⋯⋯⋯25
抗ヒスタミン薬⋯⋯⋯⋯⋯⋯⋯51
更年期⋯⋯⋯⋯⋯⋯⋯⋯⋯⋯⋯73
後脳⋯⋯⋯⋯⋯⋯⋯⋯⋯⋯⋯⋯42
高感度C反応性蛋白⋯⋯⋯⋯104
高照度光療法⋯⋯⋯⋯⋯⋯⋯110

合成メラトニン⋯⋯⋯⋯⋯29, 75
骨格筋活動の抑制⋯⋯⋯⋯⋯⋯14

さ

細胞修復説⋯⋯⋯⋯⋯⋯⋯⋯⋯56
魚⋯⋯⋯⋯⋯⋯⋯⋯⋯⋯⋯⋯50
酒酔い運転⋯⋯⋯⋯⋯⋯⋯⋯115
三環系抗うつ薬⋯⋯⋯⋯⋯⋯107
産褥うつ病⋯⋯⋯⋯⋯⋯⋯⋯107

し

シエスタ⋯⋯⋯⋯⋯⋯⋯⋯21, 103
シフト労働者⋯⋯⋯⋯⋯⋯⋯130
シフトワーカー⋯⋯⋯⋯103, 140
シフトワーク⋯⋯4, 27, 29, 138, 140
  ── 革命⋯⋯⋯⋯⋯⋯⋯⋯131
  ── 障害⋯⋯⋯⋯⋯⋯⋯⋯131
ショウジョウバエ⋯⋯⋯⋯⋯⋯51
ジェットラグ⋯⋯⋯⋯24, 27, 29
子午線⋯⋯⋯⋯⋯⋯⋯⋯⋯⋯24
刺激コントロール法⋯⋯⋯⋯⋯82
視交叉上核⋯⋯17, 23, 28, 33, 34, 37
視床⋯⋯⋯⋯⋯⋯⋯⋯⋯⋯⋯⋯40
視床下部⋯⋯⋯⋯⋯⋯⋯⋯39, 40
  ── 前部の破壊⋯⋯⋯⋯⋯⋯33
嗜眠性脳炎⋯⋯⋯⋯⋯⋯⋯⋯⋯6
自己慰撫⋯⋯⋯⋯⋯⋯⋯⋯⋯⋯67
時間薬理学⋯⋯⋯⋯⋯⋯⋯⋯101
時差ぼけ⋯⋯⋯⋯⋯⋯⋯72, 132
室内光⋯⋯⋯⋯⋯⋯⋯⋯⋯⋯⋯78
腫瘍壊死因子 α⋯⋯⋯⋯⋯38, 104
腫瘍抑制因子⋯⋯⋯⋯⋯⋯⋯143
受動喫煙⋯⋯⋯⋯⋯⋯⋯⋯⋯115
受動眠気⋯⋯⋯⋯⋯⋯⋯⋯⋯115
周期性四肢運動⋯⋯⋯⋯⋯⋯⋯64
就床時間⋯⋯⋯⋯⋯⋯⋯⋯⋯121
就労時間⋯⋯⋯⋯⋯⋯⋯⋯⋯122
循環性サイトカイン⋯⋯⋯⋯104
徐波睡眠⋯⋯⋯⋯⋯⋯⋯⋯14, 74
小うつ病⋯⋯⋯⋯⋯⋯⋯⋯⋯107
小児期行動性不眠⋯⋯⋯⋯⋯⋯69
松果体⋯⋯⋯⋯⋯⋯⋯⋯⋯6, 28
  ── ホルモン⋯⋯⋯⋯⋯20, 25
松果体メラトニン⋯⋯⋯⋯⋯⋯27
  ── ・レベル⋯⋯⋯⋯⋯⋯⋯29
上行性の覚醒システム⋯⋯⋯⋯40

iii

心疾患···99, 100
心臓発作··99
神経結合の刈込み···60
神経節細胞···25
神経変性疾患···108
振戦麻痺··109
深睡眠···14
新生児··65, 66
人工眼内レンズ···76

　　　　　す

ストレス···95
睡眠・覚醒カウンター·····································16
睡眠圧··························16, 19, 22, 33, 37
　　── 力···19
睡眠依存性の記憶情報処理·································59
睡眠因子···38
睡眠慣性·····················19, 20, 119, 122
睡眠関連運動障害···95
睡眠関連幻覚···93
睡眠関連呼吸障害···85
睡眠関連食行動障害·······································93
睡眠経過図···13
睡眠行動評価基準···48
睡眠時周期性四肢運動障害··························95, 96
睡眠時食行動···91
睡眠時随伴症···14, 91
睡眠時遊行症···14, 94
睡眠障害···79
　　── 国際分類··79
睡眠状態誤認···80
睡眠制限療法···82
睡眠相後退型···90
睡眠相前進・後退障害····································29
睡眠相前進型···90
睡眠相遅延障害···71
睡眠段階···74
睡眠の扉··20, 28
睡眠の負債···30
睡眠脳波···48
睡眠紡錘波···13
睡眠麻痺···93, 94
睡眠薬···83
錐体···25
砂時計···16

　　　　　せ

セロトニン··27, 41
成長ホルモン···30
　　── 放出ホルモン···································38
西方移動···133
青色光···25, 75, 76
青斑核···39
前部視床下部の損傷·······································7

　　　　　そ

双極性うつ病···110
双極性障害···107
相反抑制···40
騒音被害···125
躁病···107
　　── 再発···107
臓器による概日リズム生成······························141

　　　　　た

タイムゾーン·······················129, 132, 134
タイムロック···24
多系統萎縮症···94
多発性硬化症···110
代謝障害···101
耐糖能低下···101
大うつ病···107
大脳皮質···40
脱同期···24
単極性うつ病···110
短期記憶···60
断眠···31, 51
　　── の総量···14

　　　　　ち

中枢性睡眠時無呼吸症候群·······························87
中脳···42
注意欠如・多動性障害····································96
昼食後の眠気···20
長期記憶···60
長時間勤務···121
超朝型···44

　　　　　て

テオフィリン···39
デルタ波···14

転倒事故……………………………84

と

トラゾドン…………………………107
トリプトファン……………………27
ドパミン……………………………41
時計細胞……………………………77
冬季うつ病…………………………26
東方移動……………………133, 134
統合失調症…………………………108
同調因子………………………23, 24, 37
特発性過眠症………………………89
鳥……………………………………48

な

ナイトキャップ……………………76
ナルコレプシー……41, 42, 44, 87, 88, 94
内部同調……………………………46
夏時間………………………………125

に

ニッチ………………………………57
二次的な眠気………………………124
日没症候群…………………………109
入眠時幻覚…………………………95
妊娠関連睡眠障害…………………64
認知行動療法…………………82, 110
認知症……………………………77, 110

ね

寝言…………………………………14
眠気…………………………………114

の

ノックアウトマウス………………45
ノルアドレナリン…………………41
脳幹…………………………………40
脳卒中………………………………94
脳波…………………………………10

は

ハウスキーピング機能……………62
ハンチントン病……………………110
パーキンソン病……………94, 96, 109
パフォーマンス……………………22
──レベル………………………31

爬虫類………………………………49
背外側視覚前野……………………25
背側縫線核…………………………39
白内障………………………………76
発癌性………………………………141
反跳睡眠…………………………47, 52
反復性過眠症………………………89
半球性………………………………48
──睡眠…………………………48

ひ

ひばり型…………………………21, 44
ヒスタミン…………………………40
ビジランス…………………………39
非24時間周期………………………24
非24時間睡眠・覚醒障害……24, 26, 92
非24時間リズム障害………………29
非急速眼球運動…………………11, 48
非三環系抗うつ薬…………………107
非シフトワーカー…………………103
被食動物……………………………53
光遮断法……………………………135
光曝露…………………………27, 134
昼寝…………………………………121

ふ

ふくろう型…………………………21
フライトアテンダント……………142
フリーラジカル・スカベンジャー……142
フリップ・フロップ………………43
──・スイッチ…………………43
フレックスタイム制………………128
プロスタグランディン D$_2$………38
プロセス C……………………18, 33
プロセス S………………16, 18, 33, 37
プロラクチン………………………38
不安関連障害………………………108
不眠症…………………………80, 81, 82
腹外側視索前核……………………42
分子時計……………………………33

へ

ベータ波……………………………14
ベッドソックス……………………76
ベンゾジアゼピン…………………83
閉塞性睡眠時無呼吸……………64, 70

| ほ |

閉塞性無呼吸･････････････････････116
　　──症候群･･･････････････85, 87
扁桃腺肥大･････････････････････････70

| ほ |

ホメオスタシス…16, 20, 22, 33, 37, 40
　　──性制御機構････････････････37
捕食･･･････････････････････････････55
　　──性動物･･････････････････････53
哺乳動物･･･････････････････････････48
哺乳類･････････････････････････････52

| ま |

まどろみ睡眠･･･････････････････････13
末梢の生物時計･････････････････････37

| み |

ミルタザピン･････････････････････107

| む |

無脊椎動物･････････････････････････51
夢中遊行･･･････････････････････････91

| め |

メラトニン …17, 20, 27, 28, 75, 84, 142
　　──・レベル････････････････････29
　　──受容体･･････････････････････65
　　──治療････････････････････････90
メラノプシン･･･････････････････････25
免疫機能･････････････････････････104

| も |

モノアミン作動系･･･････････････････42
モノアミン作動性システム･････････45
モノアミン神経伝達物質･･･････････40

| や |

網膜神経節細胞･････････････････25, 27

| や |

夜間勤務･････････････････････････133
　　──シフト････････････････････130
夜間頻尿･･･････････････････････････80
夜驚･･･････････････････････････････91
　　──症･･････････････････14, 91, 93
夜行性動物･････････････････････････28
夜尿症･･･････････････････････14, 91

| ゆ |

夢･････････････････････････････････14

| よ |

夜型･････････････････････････21, 22

| ら |

ライトボックス･････････････････････90

| り |

陸生哺乳動物･･･････････････････････48
瘤波･･･････････････････････････････14
両生類･････････････････････････････49
緑内障･････････････････････････････26
輪番交替勤務･････････････････････133

| れ |

レストレスレッグス症候群･･････64, 95, 96
レプチン･････････････････････････102
連想学習･････････････････････････110

| わ |

渡り鳥･････････････････････････････49

欧文索引

Ⅱ型糖尿病 ································· 102
2プロセスモデル ···························· 16
24時間サービス ···························· 129
β波 ·· 14
δ波 ·· 14

A

ADHD (attention deficit hyperactivity disorder) ······································· 96
ARMD (age-related macular degeneration) ·· 76
associative learning ······················ 110
atonia ·· 14

B

basal forebrain ····························· 39
behavioural insomnia of childhood ······· 69
blue light ······························ 25, 75
BMAL1 ·· 35

C

cataplexy ······························ 44, 87
CBT (cognitive behavioural therapy) ·· 82, 110
chronopharmacology ····················· 101
CLOCK ································ 35, 44
―――/BMAL1 活性 ························ 37
CPAP (continuous positive airway pressure) ······································· 86
CRP (C-reactive protein) ················ 100
CRSD (circadian rhythm sleep disorders) ······························ 71, 89, 90
CRY ·· 35
―――2 ··· 44

D

drowsy-driving accident ········· 112, 114
drowsy sleep ································ 13
DSM-5 ······································ 160

E

EEG (electroencephalogram) ············ 10
EMG (electromyogram) ·················· 14
EOG (electrooculogram) ················· 14

F

flip-flop ······································· 43
―――switch ································· 43
free-radical scavenger ··················· 142

G

GH (growth hormone) ···················· 30
GHRH (growth hormone-releasing hormone) ································ 38, 39

H

hind-brain ···································· 42
hs-CRP (high-sensitivity C-reactive protein) ······································ 104
hump ·· 14
hypnagogic hallucination ················· 95
hypnogram ··································· 13
hypnopompic hallucination ··············· 95
hypomania ································· 107

I

ICSD (International Classification of Sleep Disorders)-2 ···························· 79
IL (interleukin) ················ 38, 39, 104
―――-1 ·· 39
―――-1β ······································ 38
―――-6 ······································ 104

J

jetlag ······························ 24, 27, 29

K

K-complex (複合) ·························· 14
Kleine-Levine syndrome ·················· 89
Kubla Khan ··································· 2

vii

M

mania ·· 107
master circadian clock ························ 34
melanopsin ·· 25
mid-brain ·· 42
MS (multiple sclerosis) ···················· 110

N

narcolepsy ·········· 41, 42, 44, 87, 88, 94
night shift ······································· 133
nocturia ·· 80
NREM (non-rapid eye movement) ··· 11, 48
　――-REM 活動 ································ 48
　――-REM 睡眠サイクル ············· 9, 13
　―― 段階 ································ 13, 14
NREM 睡眠 ············· 33, 42, 52, 56, 59
　―― 様脳波 ·································· 50

O

Opn4 ·· 25
orexin-producing neurones ················ 41
OSA (obstructive sleep apnoea) ····· 64, 70
OSAS (obstructive sleep apnea syndrome)
　··· 85, 87

P

paradoxical sleep ······························· 14
parasomnia ······································· 14
PER ··· 35, 143
　――/CRY の複合体 ······················· 35
periodic limb movements ·················· 64
PLMS (periodic limb movements during sleep) ·· 95, 96
PLMW (periodic limb movements during wakeffulness) ································· 95
post-lunch dip ··································· 20
PRC (phase response curve) ··· 90, 134, 135
pRGCs (photosensitive retinal ganglion cells) ·· 25, 27
process C ·································· 18, 33
process S ······················· 16, 18, 33, 37

R

RBD (REM behaviour disorder) ····· 93, 94
reciprocal inhibition ·························· 40

reinforcement ·································· 110
REM (rapid eye movement) ··· 11, 33, 48, 59, 110
　――-off 神経細胞 ·························· 43
　――-on 神経細胞 ·························· 42
　―― エピソード ··························· 48
　―― 行動異常 ······························· 93
　―― 反跳睡眠 ······························· 49
REM 睡眠 ···· 8, 14, 15, 42, 52, 56, 74, 95
　―― 行動異常 ························ 93, 94
rest-activity disturbance ···················· 78
RLS (restless legs syndrome) ··· 64, 95, 96
rotating shift ··································· 133

S

SCN (suprachiasmatic nuclei) ··· 17, 23, 28, 33, 34, 35, 37
second-hand sleepiness ···················· 115
second-hand smoking ······················ 115
self-soothing ····································· 67
shaking palsy ·································· 109
SLD (sublaterodorsal nucleus) ·········· 43
sleep debt ··· 30
sleep gate ··· 20
somnolence ······································· 13
spindle ·· 13
SRED (sleep-related eating disorder) ···· 93
SWS (slow-wave sleep) ··············· 14, 74

T

time cue ·· 23
TNF (tumour necrosis factor) ············ 39
　――-α ···································· 38, 104
TSH (thyroid-stimulating hormone) ····· 30

V

VIP (vasoactive intestinal polypeptide)
　·· 38
VLPO (ventrolateral preoptic area) ······· 25
VLPO (ventrolateral preoptic region) ···· 42

Z

Z-drug ·· 84
Zeitgeber ··· 24

原著者略歴

Steven W. Lockley

　英国 Surrey 大学において生物科学の PhD を取得。Harvard 大学医学大学院内科学准教授、ボストンの Brigham Women's Hospital の神経内科学教室睡眠医学部門の神経科学者。英国 Warwick 医学校名誉准教授、豪州 Monash 大学非常勤准教授。

　主な研究目標は、視覚障害者の概日リズム障害の解明、translational approach（橋渡し研究）は疫学やフィールドの生理学的研究、入院患者の集中的モニタリングを含むある種の技術を含む。彼の研究は、非 24 時間睡眠・覚醒障害、睡眠相前進症候群、睡眠相後退症候群の新しい治療戦略である。また、労働時間の延長が健康や安全に及ぼす影響を評価し、病院に働くレジデントの疲労や医療ミスを減少させる介入を発展させること、さらに、全国規模で警官隊の職業性疲労のマネジメントと睡眠障害のスクリーニングプログラムを実行してきた。Lockley は、所属する研究グループで睡眠医学に関する数々の栄誉を受けているが、NASA でも時差ぼけやシフトワークに関する助言を行ってきており、2011 年には、チリ鉱山事故（2010）の NASA レスキューサポートチームに関連して NASA Group Achievement Award をグループ受賞している。また、Journal Sleep の編集委員会に所属している。

Russell G. Foster

　英国生まれ。Oxford 大学 Brasenose College の概日神経科学部門教授、眼科部門医長、Nicholas Kurti Senior Fellow, Imperial College における faculty of medicine 内の分子神経科学のチェアー。Foster の研究は基礎および応用の概日神経生物学、光受容体生物学と広範囲にわたっている。

　Bristol 大学で、Sir Brian Follett（動物学）のスーパービジョンのもと、研究を行い（1988-1995）、米国 Virginia 大学で生物学的リズム研究のため National Science Foundation Center のメンバーとなり、Michael Menaker（時間生物学）と共に研究を行った。1995 年に英国に帰国し、Imperial College で自らのグループを設立した。彼と彼のグループは、特に概日リズム系に入力を供給する哺乳類の網膜における非桿体、非錐体、光感受性ガングリオン細胞の発見で功績が認められ、Honma prize（日本；一般財団法人アショフ・ホンマ記念財団）、Cogan award（USA）, Zoological Society Scientific & Edride-Green Medals（UK）を受賞している。Foster は 2008 年に王立協会のフェローに選出され、2011 年には生物工学と生物科学の研究の research council のメンバーに選出された。彼は、概日リズムに関するポピュラーサイエンスの Rhythm of life、Seasons of life の協同執筆者である。また、2013 年 8 月には、TED Global において、Speaker を行っている。この TED Talk「Why we sleep?（Russell G. Foster）」は、YouTube で視聴することができる。

翻訳者略歴

郭　哲次
<small>かく　てつじ</small>

　1950 年、和歌山県生まれ。和歌山県立医科大学医学部卒、精神科医。同大学附属病院精神科やその他の病院で治療に携わってきた。2006 年に和歌山県立医科大学（精神神経医学教室助教授）を退職し、現在、関西医療大学大学院教授。専攻は、神経精神医学、臨床脳波学。老年期のうつ病、不安障害、不眠症などを中心に診療している。主な著書に「パニック障害 100 の Q & A」（監訳）（星和書店, 2008）、「記憶」（訳）（星和書店, 2013）などがある。

睡　眠

ISBN978-4-907095-22-2 C3047

平成27年5月1日　第1版発行

訳	──	郭　　哲　次
発行者	──	山　本　美　惠　子
印刷所	──	三　報　社　印　刷株式会社
発行所	──	株式会社 ぱーそん書房

〒101-0062　東京都千代田区神田駿河台2-4-4(5F)
電話(03)5283-7009(代表)/Fax(03)5283-7010

Printed in Japan　　　　　　　　　　　Ⓒ KAKU Tetsuji, 2015

・本書の複製権・翻訳権・上映権・譲渡権・公衆送信権（送信可能化権を含む）は株式会社ぱーそん書房が保有します。
・JCOPY <(社)出版者著作権管理機構　委託出版物>
　本書の無断複写は著作権法上での例外を除き禁じられています。複写される場合は，その都度事前に(社)出版者著作権管理機構（電話 03-3513-6969, FAX 03-3513-6979, e-mail：info@jcopy.or.jp）の許諾を得て下さい。